抗リン脂質抗体症候群
antiphospholipid syndrome

帝京大学教授
松田 重三 著

株式会社 新興医学出版社

序

　まだ駆け出しの医者であった頃に病棟で出会った患者のことが今でも脳裏に焼き付いている．

　外来で診察した教授が入院させた30代の子持ちの主婦で，主訴は出血傾向．当時の知識を駆使して下した診断名は，他の疾患の除外診断した上での，特発性血小板減少性紫斑病(ITP)だった．印象に残ったのは，梅毒血清検査の偽陽性反応で，将来は全身性エリテマトーデスに移行するかもしれない，ということを念頭に置いて，外来で経過観察することになった．

　しかしその後，下肢の動静脈血栓症を何度も発症して入退院を繰り返し，ついには脳血栓症をも併発した．

　た．何故血小板減少症の患者が血栓症を反復するのか理解できず，血液凝固線溶因子をターゲットに無駄な検査を繰り返すだけであった苦い経験を想い出す．

　やがて抗リン脂質抗体の存在が次第に知られるようになり，保存して置いた血清が抗カルジオリピン抗体陽性であることが判明したが，すでに痴呆症状の患者を前に医師として何も出来なかった己を歯がゆく思ったものである．

　その後抗リン脂質抗体に関する研究は長足のを遂げ，今では日常検査としてループスアンチコアグラントや抗カルジオリピン抗体が測定できるようになり，本当に隔世の感がある．

　当時の教授の示唆もあって，遅ればせながら抗リン脂質抗体の研究を始めた．残念ながら，大した成果を上げられずに今日まで至ったのだが，今般新興医学出版社の服部秀夫社長の強い勧めもあって，現在までに明らかにされた抗リン脂質抗体について備忘録的にまとめることにして出来上がったのが本書である．

　もっとも執筆を開始してか本書を上梓するまで3年近く経過してしまった．本来の怠け癖も手伝ったのだが，その最大の理由は日進月歩の抗リン脂質抗体の研究成果が発表されるたびに加除訂正を再三再四余儀なくされたためである．一時は断筆しようとまで考えたが，服部氏の激励に助けられ，どうにか本としての体裁を整えることが出来た．

本書は専門外の方々にも理解がたやすいようにと，出来る限り心がけて執筆したので，抗リン脂質抗体に興味を持たれている方のみならず，一般臨床医，検査技師などの方々にも抗リン脂質抗体の概要を理解する上でお役に立つものと自負している．

　機会があったら，その後の研究の進歩をまとめて増補版を出したいと望んでいるが，諸般の事情を勘案すると，果たしてその日が来るのやら，全く自信はない．

　平成13年5月19日

松田重三

目 次

Ⅰ．抗リン脂質抗体と抗リン脂質抗体症候群概説 ……………………………1
  1．抗リン脂質抗体の種類 ……………………………………………………2
  2．抗リン脂質抗体陽性者の合併症 …………………………………………3
  3．合併症の発症機序 …………………………………………………………6
  4．抗リン脂質抗体の検出法 …………………………………………………6
  5．抗リン脂質抗体症候群の治療 ……………………………………………9

Ⅱ．抗カルジオリピン抗体 ………………………………………………………13
  1．抗カルジオリピン抗体（aCL）の対応抗原 …………………………15
  2．β_2-GP1依存性 aCL の意義 ……………………………………………23

Ⅲ．抗カルジオリピン抗体検出法 ………………………………………………28
  1．抗リン脂質抗体検出法の整備 ……………………………………………38

Ⅳ．ループスアンチコアグラント ………………………………………………40
  1．LA の真のターゲット抗原―プロトロンビン …………………………41
  2．凝固学的アプローチ ………………………………………………………46
  3．LA の抗凝固活性の一考察 ………………………………………………49

Ⅴ．ループスアンチコアグラント測定法 ………………………………………53
  1．LA 測定上の注意点 ………………………………………………………55
  2．LA 検出法 …………………………………………………………………58
  3．LA の確認検査法 …………………………………………………………60
  4．酵素免疫測定法（ELISA）による LA の測定 ………………………63

Ⅵ．その他の注目される aPL 関連自己抗体 …………………………………70
  1．抗フォスファチジルエタノラミン抗体 …………………………………70
  2．抗内皮抗体 …………………………………………………………………73
  3．抗アネキシン抗体 …………………………………………………………73

 4．抗酸化 LDL 抗体 …………………………………………74
 5．抗トロンボモジュリン抗体 ………………………………75
 6．抗トロンボプラスチン抗体 ………………………………76
 7．その他の抗体 ………………………………………………77

Ⅶ．抗リン脂質抗体の産生機序 …………………………………81

Ⅷ．aPL の血栓症発症機序 ………………………………………89
 1．内皮との関連 ………………………………………………89
 2．血小板との関連 ……………………………………………92
 3．単球，凝固因子との関連 …………………………………94
 4．線溶因子との関連 …………………………………………95

Ⅸ．抗リン脂質抗体陽性者の治療 ………………………………102
 1．アスピリン …………………………………………………105
 2．その他の抗血小板剤 ………………………………………107
 3．抗凝固療法 …………………………………………………108
 4．ワルファリンカリウム ……………………………………109
 5．免疫学的治療 ………………………………………………112
 6．東洋医学的治療 ……………………………………………114

I. 抗リン脂質抗体と抗リン脂質抗体症候群概説

　この項では，抗リン脂質抗体と抗リン脂質抗体症候群の全体像を理解するための概説をし，その後各論を述べることにする．

　なお参考文献には，代表的な総説をあげた．

はじめに

　抗リン脂質抗体（antiphospholipid antibody, PL）とは，全身性エリテマトーデス（systemic lupus erythematosus, SLE），あるいは後述する抗リン脂質抗体症候群（antiphospholipid syndrome, APS）などの患者に出現する自己抗体である．その他の疾患で出現することもある．

　aPL が最近とりわけ注目されている理由は，本抗体が陽性である患者で，血栓症を始めとする合併症が，比較的高頻度に見られるからで，適切に臨床的対応をする上からも本抗体の検索が重要である．

　もっとも，aPL 陽性者の全てに合併症が見られるとは限らず，aPL の種類の相違，あるいはさらに何らかの因子が関与して初めて合併症が生じる可能性がある．

　また aPL は従来，身体構成成分であるリン脂質に対する抗体であると考えられてきたが，アポリポ蛋白 H（β_2-glycoprotein I, β_2-GP I）やプロトロンビンなどに対する抗体であることを示唆する事実が次第に明らかになってきた．よって，"抗リン脂質抗体"の呼称が果たして適切であるか否か，今後検討する必要があろう．

　ここではこれらを踏まえながら，aPL を理解するに必要な項目について概説する．

1. 抗リン脂質抗体の種類

　抗リン脂質抗体（antiphospholipid antibody, aPL）は一般的には，抗カルジオリピン抗体（anticardiolipin antibody, aCL）とループスアンチコアグラント（lupus anticoagulant, LA）とに大別される．

　従来 aCL は，カルジオリピン（cardiolipin, CL）そのものに対する抗体と考えられていたが，aCL 検出用の酵素免疫測定法（enzyme linked immunosorbent assay, ELISA）の反応系にアルブミンを使用すると aCL の陽性率は低下するが，血清を使用すると反応が増強することから，aCL は血清成分が関与した抗原に対する抗体であることが推察された．その後の検索でこの血清成分は，β_2-GPI であることが判明し，aCL は CL と β_2-GPI 結合物，β_2-GPI 単独，あるいは構造変化した β_2-GPI に対する抗体であると考えられるようになったが，いずれが真の抗原であるかはいまだ一致した見解はない．

　いずれにせよ血栓症などの合併症に関与する aCL は，β_2-GPI 依存性の aCL であり，従来梅毒血清反応で検出された aCL は，β_2-GPI 非依存性の，血栓症などの原因とはならない aCL であることは確かといえる．

　さらに興味あることは，Galli らにより aCL には LA 活性を有する type A-aCL と，LA 活性のない type B-aCL の 2 種類あることが報告された．特に type-A の aCL は type-B のそれに比べ，合併症への関与がより強いと主張しているが，この点に関しては今後の検討が必要であろう．

　また LA はリン脂質依存性の凝固検査を延長する因子として知られ，よってリン脂質に対する抗体であると考えられていた．しかし LA はリン脂質と β_2-GPI の結合物，あるいはプロトロンビンに対する抗体であることを示唆する所見が報告されつつあり，aCL と同様認識の訂正が必要となった．

　また LA は type-A の aCL と同様，aCL 単独陽性に比しより合併症の発症に密接な関係があると推察されており，臨床的にも重要な aPL といえよう．

　なお LA は，アンチ（抗）コアグラント（凝固），すなわち抗凝固作用を有する自己抗体と考えられやすいが，実際の臨床では，逆に血栓形成性に機能する抗体である．誤解されやすい名称のため，今後はより適切な呼称に変えるべきかもしれない．

表 1 抗リン脂質抗体症候群の診断基準例（Harris ら）

臨床所見	検査所見
大症状 　静脈血栓症 　動脈血栓症 　習慣流・早産 　血小板減少症 小症状 　心弁膜異常 　クームステスト陽性 　網状皮疹 　眩暈 　下肢潰瘍 　脊髄症状 　舞踏病 　肺高血圧症（？） 　無血管性壊死（？）	1．抗カルジオリピン抗体陽性 　　（IgG, IgM），（IgA） 2．ループスアンチコアグラント陽性

臨床項目1項目以上，検査は8週以上の間隔で2回以上陽性の場合，本症と診断．

2．抗リン脂質抗体陽性者の合併症

　aPL が近年注目されるようになったのは，本抗体陽性者に特有の合併症が見られることが明らかになったからである．

　しかもそれら合併症は，内科のみにとどまらず，外科，産婦人科，脳外科，皮膚科，眼科などほとんどの臨床科に関連した，しかも日常臨床でしばしば経験する機会が多い症状が見られることもこれに拍車をかけたと言える．

　頻度が高い合併症は，脳や心臓，肺，四肢などの動静脈血栓症，習慣流産，血小板減少症，リン脂質を使用する梅毒血清反応偽陽性などで，その他てんかんなどの精神神経疾患，網状皮疹や指尖梗塞，潰瘍，レイノー症状などの皮膚症状，網膜中心動静脈血栓症などの眼症状，肝臓，腎障害などがある．

　先にも述べたが，陽性者すべてに合併症が生じるわけではなく，妊娠や感染症など何らかの引き金因子の関与，あるいは aPL の種類などが関与している可能性があるも，現時点では不明である．

表2 抗リン脂質抗体症候群の予備診断基準

臨床診断基準
1. 血栓症
    1箇所以上のいずれかの臓器の動脈，静脈，小血管の血栓症．
    表在静脈以外の血栓症は画像検査ないしは組織学的検査（血管壁の著名な炎症は伴ってはならない）で確認すること．
2. 死産
    (a) エコー検査などにより形態学的に正常な胎児（妊娠10週以上）の1回以上の原因不明な死　あるいは
    (b) 形態学的に正常な新生児（妊娠34週以上）の1回以上の重症子癇前症，子癇，あるいは胎盤不全による未熟出産　あるいは
    (c) 3回以上の連続した原因不明な流産（妊娠10週以前）で母胎には解剖学的，内分泌学的異常および父母に染色体異常がないこと

検査診断基準
1. 抗カルジオリピン抗体（IgG, IgM）陽性
    中ないし高抗体価
    6週以上の間隔で検査して2回以上陽性
    β_2-glycoprotein I 依存性抗カルジオリピン抗体測定用標準 ELISA を使用
2. 血漿ループスアンチコアグラント陽性
    6週以上の間隔を開けて検査して2回以上陽性
    ループスアンチコアグラント測定ガイドラインに側して以下の手順で測定する（Brandt ら, 1995）
    (a) 活性化部分トロンボプラスチン時間，カオリン凝固時間，希釈ラッセル蛇毒時間などを使用するリン脂質依存性凝固スクリーニング検査で凝固時間が延長
    (b) スクリーニング検査で延長した凝固時間を正常血漿添加で補正不可能
    (c) スクリーニング検査で延長した凝固時間を過剰なリン脂質添加で短縮もしくは補正可能
    (d) 第VIII因子インヒビターやヘパリンの影響などを含め，他の凝固異常症を除外

臨床診断基準および検査診断基準を少なくとも各一項目以上満たした場合，抗リン脂質抗体症候群と診断する

抗リン脂質抗体陽性で，これら合併症が見られたら，抗リン脂質抗体症候群（APS）と呼ぶ．

APSの診断には従来Harrisらの基準が多用されていたが，1998年札幌で開

表 3 原発性抗リン脂質抗体症候群を除外診断すべき臨床ならびに検査所見

1. 顔面紅斑
2. 円盤状紅斑
3. 口腔，咽頭潰瘍
4. 腰臀部痛
5. 胸膜炎（肺梗塞，左心不全を伴わない）
6. 心膜炎（心筋梗塞，尿毒症を伴わない）
7. 持続性蛋白尿（>0.5 g/日）（生検で診断された免疫複合体起因性糸球体腎炎による）
8. リンパ球減少症（1,000//μl）
10. 二重鎖 DNA 抗体陽性
11. 抗 ENA 抗体陽性
12. 抗核抗体陽性（>1:320）
13. 抗リン脂質抗体を誘導する可能性のある薬剤服用

かれた「第8回国際抗リン脂質抗体症候群」（小池隆夫会長）で改めて APS の診断基準案が作製され，その後修整された予備診断基準が発表された（表2）(Wilson ら)．

そのほとんどは SLE に合併することが多いが，その他進行性全身性硬化症 (progressive systemic sclerosis, PSS) やベーチェット病などをはじめとする他の膠原病に見られることもある．経過が急激で，致死的経過をたどる場合は，劇（激）症型抗リン脂質抗体症候群（catastrophic APS）と称する．aPL 陽性者が感染症を合併あるいは抗血栓療法を中断したり外傷をうけたり，あるいはサイアザイド系利尿剤やカプトプリルなどの服用によって発症することが知られる．播種性血管内凝固症候群（DIC）や血栓性血小板減少性紫斑病（TTP）類似の症候を呈し死に至る（表4）が，それらの鑑別診断法を表5に示す．

基礎疾患がない患者に合併することも知られ，このような場合，原発性抗リン脂質抗体症候群（primary APS）と呼ぶ．表3に示したような臨床あるいは検査所見を有する場合は primary APS から除外する（Piette ら）．日常臨床では，primary APS はリン脂質抗体症候群の 40% 前後を占めると推察される．

表 4　劇症型抗リン脂質抗体症候群の臨床症状（Asherson）

全身症状はいわゆる多臓器不全症状である	
臓器	発症頻度
腎臓（高血圧症，腎不全など）	70%
呼吸器系（急性呼吸窮迫症候群など）	66%
中枢神経系（混迷，昏睡，片麻痺，痙攣など）	56%
皮膚（網状皮疹，レイノー，壊死，潰瘍など）	50%
心血管系（心不全など）	50%
消化管（腹痛，虚血性消化管潰瘍・穿孔，腹膜炎など）	38%
副腎（副腎不全）	26%

3. 合併症の発症機序

　aPL 陽性者で見られる合併症の発症機序に関しては全く不明のままである．

　aPL が血液凝固系あるいは血小板系を活性化して過凝固状態をもたらす，あるいは血管内皮に反応して内皮を傷害し，凝固因子の産生増加，プロスタサイクリンやトロンボモジュリンなどの抗血栓性因子を含む線溶系因子の産生を抑制して血液の易凝固状態をもたらす，などが推察されているが，今もって一致した見解はない．

　おそらくは，一つの機序のみでは血栓の原因を語るには無理があり，その原因は多因子性であると考えられる．

4. 抗リン脂質抗体の検出法

(1) aCL

　aCL の検出は，ELISA で実施するのが一般的である．

　CL を固定したマイクロプレートをプール血清でブロックし，血清検体を添加して反応する．血清の代わりにアルブミンでブロックすると，先にも述べたように β_2-GP I が供給されないので，病因的 aCL は検出できない．これにさらにアルカリフォスファターゼあるいはペルオキシダーゼ標識抗ヒト IgG 抗血清を反応させたのち，酵素反応する．酵素が発色した場合 aCL は陽性である．

表 5 劇症型抗リン脂質抗体と他の血栓性疾患との鑑別 (Triplett & Asherson)

	劇症型抗リン脂質抗体症候群	血栓性血小板減少性紫斑病	ヘパリン起因性血小板減少症	播種性血管内凝固症候群	遺伝性血栓症
血栓発症機序	抗リン脂質抗体	抗酵素抗体	血小板第4因子/IL-6-ヘパリンなどの複合体	感染症,悪性腫瘍,肝硬変症,薬剤など	抗線溶因子欠損症,factor V leiden
ターゲット抗原	β-GPI,プロトロンビン,その他	フォンウイルブラント特異的切断酵素	血小板第4因子-ヘパリン	なし	なし
血栓発症部位	微小血管	微小血管	血栓形成まれ	微小血管,動・静脈	動・静脈
血小板,凝固因子減少	ありうる	減少	まれ	著明	ない
フィブリン分解産物(FDP)	陰性	陰性	陽性	強陽性	陰性
抗リン脂質抗体	陽性	陽性のことありうる	陰性	陽性のことありうる	陰性

抗ヒト IgG 抗体の代わりに,抗 IgM 抗体,抗 IgA 抗体を使用すれば,IgG-aCL のみならず IgM-aCL, IgA-aCL の検出が可能である.また CL の代わりにフォスファチジルセリンなどの陰性荷電を有するリン脂質を使用すれば,β_2-GPI 依存性フォスファチジルセリン抗体 (aPS) の検出ができる.aPS は aCL に比して,より病因的意義が高い抗体であると筆者は考えている.

従来 aCL 検出用 ELISA は各研究室で作成しなければならなかったが,β_2-GPI 依存性 aCL 測定用の試薬キットが開発され,市販されたので,誰でも容易に aCL の検出が可能となった.この試薬キットでは,精製した β_2-GPI を添加するので,より明確に β_2-GPI 依存性 aCL の測定ができる.

なおある民間検査センターでは,独自に開発した ELISA で aCL を検査して

いるが，ヒト血清の代わりに動物由来の血清を使用して反応系に β_2-GPI の供給をしているので，検査の特異性ならびに鋭敏性に関しては疑問が残る．

(2) LA

　リン脂質依存性の凝固検査で検出するが，その原理を述べると以下のようになる．

　すなわち，検査に使用する試薬中には，一定量のリン脂質が存在し，凝固開始のシグナルとなるカルシウム添加とともに，検体中の凝固因子を活性化して，最終的に凝固が終了するが，この凝固が終了するまでの時間が，凝固時間である．

　もし検体中に LA が存在すると，試薬中のリン脂質を中和してしまうために，検体凝固に必要なリン脂質が不足し，よってこの中和されたリン脂質の量に比例して凝固時間が延長することになる．

　LA の検出原理から見ても判るように，試薬中のリン脂質が少ないほど LA の検出感度が高まるので，試薬を稀釈したり，リン脂質を使用しない凝固検査が考案されている．

　もちろん，検体中のリン脂質濃度にも影響を受けるので，リン脂質の供給源となる血小板をできる限り除去することが肝要である．

　さて LA の検出は，まずスクリーニング検査を実施し，陽性であったら確認検査をして LA 陽性と判定するが，すべて日常使用されている凝固検査で検索可能である．

　スクリーニング検査は，aPTT，カオリン凝固時間（kaolin clotting time, KCT），希釈蛇毒時間（diluted Russel's viper venom time, RVVT），トロンビン生成時間（thrombin generation time, TGT）などを使用するのが一般的である．

　aPTT がとりわけ多用されるが，LA を見逃さないためにももう一法併用することが望ましい．

　また LA の検出感度を高めるためには，検体として使用する血漿を分離する操作に留意したい．まず遠心で血小板を十分落として，乏血小板血漿（poor platelet plasma, PPP）を得た後，ミリポアフィルターで濾過して残存血小板を除去した血漿を使用することが肝心である．

　また aPTT などの検査では，濃度を 5 倍ほど薄めたリン脂質を使用すると感

度が高くなる．

これは凝固試験の反応系にリン脂質が多く存在すると，それに比例してLAが中和され，その結果としてLA陰性と判定されやすいためである．よって，リン脂質の供給源となる血小板はできる限り取り除くと共に，使用するリン脂質はできる限り少なくするのである．

いずれの検査でも延長すればLA陽性と判定する．

(3) 確認検査

いずれかの検査でLA陽性の所見が得られたら，確認検査を実施する．

通常aPTTやdRVVTの確認検査には，血小板中和法を，またKCTの確認には正常血漿添加法を実施するのが一般的である．が，逆の組み合わせでもよい．

血小板を添加すると，リン脂質が多量に供給されるため，LAは中和されて陰性化する．LA以外の抗凝固因子であると影響は受けないので鑑別可能である．

また正常血漿を添加しても，LAは全く影響を受けないが，凝固因子欠損症やその他の凝固阻止因子であると凝固時間が短縮するので鑑別できる．

最近の報告では，LA単独陽性血漿ではaPTTとともにdRVVTが，typeA-aCL陽性者ではaPTTとともにKCTがより延長する傾向を示すという．

5．抗リン脂質抗体症候群の治療

aPL陽性者すべてで血栓症を合併するとは限らず，その合併率は研究者の報告により異なるが，20～30%前後である．したがって，aPL陽性者すべてを治療する必要はない．

治療の対象となる患者は，基本的には1）既往に血栓症を有する患者，2）現時点で血栓症を発症した患者，3）血栓症を発症するリスクが高い患者，あるいは4）流産を繰り返す患者で挙児を希望する患者，であろう．

治療の基本は抗凝固剤，抗血小板剤による抗血栓療法である．

代表的な抗血栓薬であるヘパリンやワルファリンは静脈血栓症に特に有用であるとされる．これら薬剤は抗血栓作用に優れるが，過剰投与により出血傾向が見られるので，プロトロンビン時間や，トロンボテストなどで適切にコント

ロールしながらの治療が必要である．

　血栓予防薬として最も多用される薬剤は抗血小板作用を有するアスピリンで，これは特に動脈血栓に有効とされる．

　そのほかチクロピジン，シロスタゾールなど患者の病状に応じて投与される．

　全身性エリテマトーデス（SLE）などで抗リン脂質抗体が陽性の場合，SLE治療のために投与する副腎皮質ステロイド剤によってaPLが陰性化する場合がある．

　しかし，本来副腎皮質ステロイド剤の適応のない疾患であった場合，aPL産生抑制のために副腎皮質ステロイド剤を投与することは，消失しないこともしばしばあり，また重大な副作用が生じる危険性もあるので避けるべきである．

　静注用ガンマグロブリン製剤の大量投与により，とりわけ妊産婦で抗リン脂質抗体が消失したとの報告があり，治験を実施している施設もあるがその真の効果については不明である．現在我が国では保険適応はなく，将来も認可されることはないと推察される．

文　献

1) Asherson RA & Cervera R：Catastrophic antiphospholipid syndrome, Curr Opin Hematol 7：325-329, 2000.
2) Bick RL：Antiphospholipid thrombosis syndromes：etiology, pathophysiology, diagnosis and management. Int J Hematol. 65：193-213, 1997.
3) Bick RL & Baker WF：Antiphospholipid syndrome and thrombosis. Semin Thromb Hemost. 25：333-350, 1999.
4) Brandt JT, et al：Criteria for the diagnosis of lupus anticoagulants：an update. On behalf of the subcommittee on lupusanticoagulant/antiphospholipid antibody of the scientific and standadisation committee of the ISTH. Thromb Hameost 74：1185-1190, 1995.
5) Field SL, et al：Recent insights into antiphospholipid antibody-mediated thrombosis Baillieres Best Pract Res Clin Haematol. 12：407-422, 1999.
6) Galli M & Barbui T：Antiprothrombin antibodies：detection and clinical-significance in the antiphospholipid syndrome. Blood. 93：2149-2157, 1999.
7) Greaves M：Antiphospholipid antibodies and thrombosis. Lancet. 17；353：1348-1353, 1999.
8) Hunt JE, et al：New basic aspects of the antiphospholipid syndrome. Clin Exp Rhematol 12：661-668, 1994.
9) Harris EN, et al：Antiphospholipid antibodies and the antiphospholipid syn-

drome. Semin Immunopathol 16 : 223-245, 1994.
10) McCrae KR : Antiphospholipid antibody associated thrombosis : a consensus for treatment? Lupus. 5 : 560-570, 1996.
11) MaCWorth-Young CG : Antiphospholipid antibodies and disease. Br J Rheumatol 34 : 1009-1030, 1995.
12) Myones BL, et al : The antiphospholipid syndrome : immunologic and clinical aspects. Clinical spectrum and treatment. J Rheumatol. Suppl 58 : 20-28, 2000.
13) Petri M : Pathogenesis and treatment of the antiphospholipid antibody syndrome. Med Clin North Am. 81 : 151-177, 1997.
14) Petri M : Pathogenesis and treatment of the antiphospholipid antibody syndrome. Adv Rheumatol 81 : 151-177, 1997.
15) Piette JC, et al : Exclusion criteria for primary antiphospholipid syndrome. J Rheumatol 20 : 1802-1804, 1993.
16) Roubey RAS : Immunology of the antiphospholipid antibody syndrome. Arthritis Rheum 39 : 1444-1454, 1996.
17) Roubey RA : Autoantibodies to phospholipid-binding plasma proteins : a newview of lupus anticoagulants and other "antiphospholipid" autoantibodies. Blood. 84 : 2854-2867, 1994.
18) Roubey RA : Antigenic specificities of antiphospholipid autoantibodies : implications for clinical laboratory testing and diagnosis of theantiphospholipid syndrome. Lupus. 5 : 425-430, 1996.
19) Roubey RA : Mechanisms of autoantibody-mediated thrombosis. Lupus 7 : S 114-119, 1998.
20) Shapiro SS : The lupus anticoagulant/antiphospholipid antibodies and disease. Br J Rheumatol 34 : 1009-1030, 1995.
21) Shapiro SS : The lupus anticoagulant/antiphospholipid syndrome. Annu Rev Med 47 : 533-553, 1996.
22) Sherer Y, et al : Intravenous immunoglobulin therapy of antiphospholipid syndrome. Rheumatology (Oxford). 39 : 421-426, 2000.
23) Thiagarajan P & Shapiro SS : Lupus anticoagulants and antiphospholipid antibodies. Hematol Oncol Clin North Am 12 : 1167-1192, 1998.
24) Triplett DA : Antiphospholipid-protein antibodies : Laboratory detection and clinical relevance. Throm Res 78 : 1-31, 1995.
25) Triplett DA : Protean clinical presentation of antiphospholipid protein antibodies (APA) Thromb Haemost 74 : 329-337, 1995.

26) Triplett D & Asherson RA : Pathophysiology of the catastrophic antiphospholipid syndrome (CAPS). Am J Hematol 65 : 154-159, 2000.
27) Wilson WA, et al : International consensus statement on preliminary classification criteria for definite antiphospholipid syndrome. Arthritis Rheum 42 : 1309-1311, 1999.

II. 抗カルジオリピン抗体
(anticardiolipin antibody, aCL)

　抗カルジオリピン抗体（anticardiolipin antibody, aCL）やループスアンチコアグラント（lupus anticoagulant, LA）で代表される抗リン脂質抗体（antiphospholipidantibody, aPL）は，全身性エリテマトーデス（systemic lupus erythematosus, SLE）やその他の自己免疫疾患患者，あるいは他の各種疾患に出現する自己抗体である．さらには，基礎疾患のない健常人にも検出される．
　さて最近このaPLがにわかに注目されているが，これはaPLが陽性の患者にしばしば動静脈血栓症（脳，眼底，肺，心臓，四肢など），習慣流産，血小板減少症などが合併することが判明した．しかも，aPL陽性者では，冠動脈バイパス手術やステント挿入術後の再閉塞率とが関連することなど（Ludia C, et al.），内科のみならず各科に関連した，臨床的対応が重要な抗体であることが認識されるようになったからである（Bick R & Baker WF）．
　aPLが陽性の患者に，これらの臨床症状が合併した場合，抗リン脂質抗体症候群（antiphospholipid syndrome, APS）と称するが，APSに関しては，第I章を参照されたい．
　このaPLの最初の登場は，梅毒血清反応として有名なワッセルマン（Wasserman）反応にまで遡ることが出来る（1906年）．
　その後，この原理を応用した梅毒血清反応が数多く考案されるが，最も多用されたのが，抗原としてカルジオリピン（cardiolipin）（cardio＝心，実際には牛の心臓から分離したlipin＝脂質），レシチン，コレステロールを使用するVDRL（veneral disease research laboratory test）である．
　この偉大な方法の開発のきっかけを作った人物は，意外と知られていないが，Mary Pangborn女史その人．
　すなわち，梅毒菌体（*Treponema Pallidum, TP*）を使用しないワッセルマン反応での真の抗原は，ウシ心臓を使用した詳細な抽出実験から，陰性荷電を有する脂質であることを同定し，これをカルジオリピンと命名したのである

II. 抗カルジオリピン抗体 (anticardiolipin antibody, aCL)

表 6　全身性エリテマトーデスの診断基準

1. 顔面紅斑
2. 円板状皮疹
3. 光線過敏症
4. 口腔潰瘍
5. 関節炎
6. 奨膜炎
7. 腎障害
8. 神経障害
9. 血液異常
   溶血性貧血，白血球減少($4,000/\mu l$ 以下)，リンパ球減少（$1,500/\mu l$ 以下），血小板減少（10万$/\mu l$ 以下）
10. 免疫異常
    抗リン脂質抗体陽性，
    抗 DNA 抗体陽性，抗 Sm 抗体陽性，
    梅毒反応偽陽性
11. 抗核抗体陽性

(1942年).

　この方法は，簡便性も手伝って，梅毒感染症の診断法として，広く世界的規模で実施されるようになったのは，周知のとおりである．

　しかし，VDRL を初めとするカルジオリピンを使用するいわゆる梅毒血清反応 (serological test for syphilis, STS) は，非梅毒患者でも陽性反応を示すことが，膨大な数の検査結果から次第にわかってきた．

　この反応は，一般に生物学的梅毒偽陽性反応［biological false positive-serologic tests for syphilis (BFP-STS)］と呼ばれる．この BFP-STS には，6カ月以内に消失する急性 BFP-STS と，6カ月以上持続する慢性 BFP-STS が知られる．

　急性 BFP-STS はさほど問題とはならないが，慢性 BFP-STS には，臨床的に重要な疾患が含まれることが判明した．とりわけ，SLE での頻度が高く，その後この慢性 BFP はアメリカリウマチ協会 (American rheumatism association, ARA) 作成の SLE の診断基準試案に採用されたほどである（表6）．

　もっとも，STS で検出される抗体は，血栓症などの原因とはならない aPL で，本質的には本項で扱う aPL とは異なるものといえる．

しかし，抗リン脂質抗体症候群の診断基準には，梅毒血清反応陽性所見が採用されている．果たして適切であるのか否かさらに検討の余地があろう．この病的意義のない検査所見が今後の診断基準の改定で，どのようにとりあつかわれるようになるか，興味あるところではある．

このように，aPLは従来カルジオリピンなど陰性荷電を有するリン脂質に対する抗体であると考えられてきたが，最近ではこの認識を訂正すべき多くの事実が明らかになりつつある．ここでは，aCLの真のターゲット抗原は何かを，現在までに明らかにされた事実をもとに述べる．

1. 抗カルジオリピン抗体（aCL）の対応抗原

Matsuura, Koikeらのグループは，aCL検出用の自家製酵素免疫測定法（enzyme linked immunosorbent assay, ELISA）において，cardiolipinを吸着した反応プレートウエル（穴）の未反応部分のブロッキングに，アルブミンを使用すると，全血清を使用した場合に比べaCLの検出率が低くなることに気が付いた．

彼らは，これはアルブミン中には存在せず，全血清中にのみ存在するある因子に関連しているものと推察，これがリポ蛋白の一種 β_2-glycoprotein I (β_2-GP I)（またはapolipoprotein H）であることを同定した．

これと相前後して，オーストラリアのMcNeilら，およびイタリア，オランダのGalliら（1990）のグループも同様の研究データを報告，β_2-GP IはaCLのcofactorであることが明らかになった．

さらには，β_2-GP Iはリン脂質でなくとも，陰性荷電を有するDNA，ヘパリン，血小板などにも結合する性質を有することも確認された．

特に β_2-GP Iは，抗凝固，抗血小板作用を有することから，生体の血栓症を阻止する生理的蛋白として重要視された．

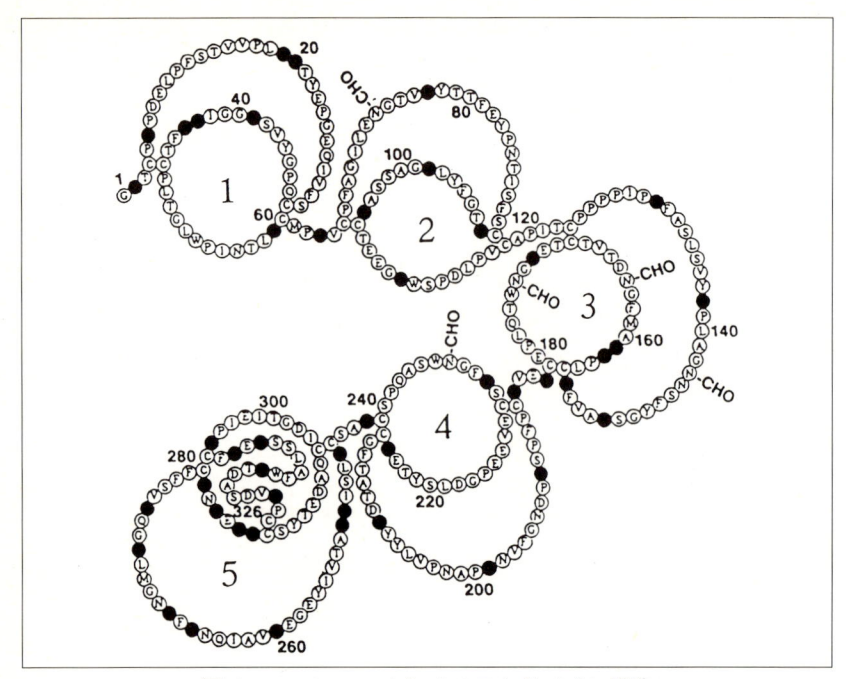

図1　β_2-glycoprotein I のスシドメイン構造

A. β_2-glycoprotein I （β_2-GP I）の構造と機能

(1) β_2-glycoprotein I （β_2-GP I）の構造

　β_2-GP I は，Schultz らにより 1961 年にその存在が報告された，lipoprotein H とも称される正常血漿蛋白の一種である．326 のアミノ酸からなるポリペプチドで，その分子量は 50 KD であり，血漿中には 200 $\mu l/ml$ 前後存在する．

　その後，わが国の Kato ら(1991 年)が，ウシ β_2-GP I の構造を推定，報告した(図1)が，さらなる研究で，人を含めそのアミノ酸配列の相同性は種を越えてきわめて高く，また塩基性アミノ酸残基もよく保存されていることが判明している．

　図1に示すように，β_2-GP I は繰り返す5つのドメイン (1-5) とよばれる構造物から成り立つ．

　各ドメインは，システイン残基を有するおよそ 60 個のアミノ酸から成り立っている．また各ドメインには，補体コントロール蛋白（complement　control protein, CCP）ドメインによく似た構造物が存在し，よってβ_2-GP I は，CCP もしくは，short consensus repeat（SCR）とよばれる補体系のスーパーファミリーと認識されている．

このドメインは，補体系蛋白質のみならず，その他の多くの蛋白質にも存在することが明らかとなっているが，このドメインを Ichinose らは"寿司（スシ）ドメイン"と呼ぶことを提唱した．

当初の理解では，このスシドメインの呼称は，海苔巻き寿司を包丁で切った割面に似ていることから命名されたと考えられていた．しかしその後，ネタの乗った握り寿司を横から見た形態に相似していたために付けられた用語であると確認されるに至っている．

核磁気共鳴分析によれば，このスシドメインは主にβストランドとβシートに囲まれたコンパクトな疎水性領域を持つ構造を有することが判明している．

5つのドメインのうち，4番目までは典型的な CCP のスーパーファミリーといえるが，5番目のドメインは，他のドメインとは異なり2つ多いシステインと長いC-末端を有している．

特にこの5番目のドメインが注目されたのは，このドメインが aPL との結合に重要な抗原エピトープを有する部位であるとの報告がされたためである．

β_2-GP I は ELISA プレート表面リン脂質に，第5ドメインに存在するC^{281} KNKEKKC^{288}を介して結合し，aCL が認識する重要な領域であるとの報告がある（Hunt）．またβ_2-GP I のリン脂質への結合性は，第VドメインのK^{317}とT^{318}を欠失した場合ほとんどなくなる．

なお aPL が認識するβ_2-GP I の第5ドメインの重要な領域は，273番目のヒスチジン（His 273）（Lauer ら）である，との説もある．

また本邦の Hagihara らは，aPL はβ_2-GP I の第5ドメインのみではなく，第1ドメインにも結合するとしている．さらには，Matsuura らは，β_2-GP I の第4ドメインにも反応する抗β_2-GP I 抗体の存在を見いだして発表している．

このように，いまだ aPL が認識するβ_2-GP I の抗原エピトープがどれであるか結論をみてはいないが，第4ドメインが抗原エピトープであり，その抗原性を付与するために第5ドメインが介在する必要がある，との説が有力視されている．しかし今後の研究で，さらなる治験成果が追加される可能性もある．

さらには，SLE 患者のβ_2-GP I の第5ドメインには多型性があることが報告されている（Sanghara ら DK, et al）．また Iverson らは抗β_2-GP I 抗体は第

1ドメインを認識するとの報告をしている．

　Gusikenらは，143名の全身性エリテマトーデス患者のβ_2-GP I 第5ドメインをコードしているexon 7と8をpolymerase chain reaction法で増幅して変異の有無を検討した．

　その結果 Exon 7（codon 306）でのヘテロの変異が5.5%に，またexon 8（codon 316）でのヘテロの変異が7.7%にみられた．このSLEでのβ_2-GP Iの同部位での変異の頻度は，Sangharaらの報告と大差はなかった．

　このβ_2-GP Iの変異の存在部位はリン脂質との結合に不可欠な部分であることが知られ，特にホモ接合の場合，リン脂質との結合が著明に低下する．

　したがって，これら患者での抗リン脂質抗体の出現頻度にも影響をおよぼすことが考えられる．

　しかし検索の結果，抗β_2-GP I抗体，aPL，LAの出現頻度は，変異がある患者群で，ない患者群に比し抗リン脂質抗体の出現率が低いという事実はなかった．これはおそらくは，これら患者群での変異は，ヘテロ接合であったためと考えられる．

　興味あることは，これら変異を有する患者群では，血栓症の合併頻度が高かったという事実であり，β_2-GP Iのこの部分での変異は，抗リン脂質抗体とは無関係な，血栓症の誘因となる独立した因子であると推察している．

(2) β_2-GP Iの機能

　β_2-GP Iの機能に関しては不明の点が多かったが，Schousboeが血液凝固因子，とりわけHaegeman Facotor（第XII因子）活性化阻止因子としての機能を有することをまず見いだした．

　引き続きNimpfらは，β_2-GP Iが血小板凝集抑制機能を有することを発見し報告した．すなわち，コラゲンあるいはトロンビンで刺激した場合は血小板凝集能には影響なかったが，ADPで刺激すると，血小板からのセロトニン放出を完全に阻止した．

　このように，β_2-GP Iは血液凝固線溶系，血小板系に深い関わりを有する蛋白であることが判明した．

　さらには，β_2-GP Iはリン脂質以外の陰性荷電を有するDNA，ヘパリン，血小板などにも結合する性質を有することも確認されたが，特に抗凝固，抗血小板作用を有することから，生体の血栓症を阻止する生理的蛋白として重要視さ

れた．

　$β_2$-GPIのこれらの機能を踏まえた上で，Schousboeは播種性血管内凝固 (disseminated intravascular coagulation, DIC) において，$β_2$-GPIが低下することを予測したが，これをMatsudaらが確認した．

　すなわち，DIC患者では血漿$β_2$-GPI濃度は対照に比べ有意に低く，しかもDICの改善がない場合は，恐らく中和による消費により，経過に伴ってさらに減少することを見いだした．よって$β_2$-GPIは，血栓形成を阻止する機能を有することが，より明確になった．

　しかもこの説をもとにすれば，抗リン脂質抗体症候群で，血栓症が多発する理由の一つに，抗血栓性機能を有する$β_2$-GPIにaPLが反応して作用を阻止するためである，との説も説得性がある．

　しかし，$β_2$-GPIは生理的に重要な抗血栓性蛋白である，という説も必ずしもすんなりと受け入れられてはいない．

　というのは，遺伝的に$β_2$-GPIが減少もしくは欠損している家族を対象とした調査研究で，これらの患者で必ずしも血栓症が多発してはおらず，正常な$β_2$-GPI濃度を有する群との血栓発症リスクの差はないという報告がでたからである．

　この点に関しては今後の研究にまたねばならないが，結論を言えば，$β_2$-GPIは生体の抗血栓性作用の一部を担っていることは確かであろう．とはいえ，プロテインS/Cやアンチトロンビン III などのメジャーな抗凝固，線溶系因子と同列の機能を発揮する因子ではなく，その役割はマイナーな因子と言えよう．

(3) $β_2$-GPIの血中濃度

　$β_2$-GPIは正常人にも $200\,\mu g/ml$ 前後存在する生理的血漿タンパク成分であるが，aCLあるいは$β_2$-GPI関連抗体陽性患者の血中濃度を検討した報告が散見される．

　Cohnenらが血中$β_2$-GPI濃度はaPL陽性者では高い，とする最初の報告をしたが，その後，血中$β_2$-GPI濃度は，正常，あるいは減少する，あるいは増加するなどさまざまな成績が報告された．

　現在必ずしも一致した見解はないが，aPL陽性者では，$β_2$-GPI濃度は正常人に比して一般的に高い，と考える研究者が多い．

　aPL陽性者で$β_2$-GPIが高いという，その真の理由は不明であるが，その一

II. 抗カルジオリピン抗体（anticardiolipin antibody, aCL）

つの見解として，β_2-GPIはaPL，特に抗β_2-GPI抗体，あるいはβ_2-GPI依存性aCLと免疫複合体を形成し，血中を流れているからだ，とする説がある．

現にArforsらは，カルジオリピンをはじめ，フォスファチジン酸，フォスファチジルセリン，フォスファチジルイノシトール，フォスファチジルコリン，フォスファチジルエタノラミンなどのリン脂質とIgGあるいはIgMの複合体を形成した流血中の免疫複合体を抗リン脂質抗体症候群患者から分離し，検出している．彼らは，この免疫複合体は血小板膜成分と結合し，また補体系を活性化して，血小板減少をもたらす原因となる，と推察した．

この免疫複合体が仮にβ_2-GPIとコンプレックスを形成しているとすれば，β_2-GPI測定時に，通常のβ_2-GPIとともに測られてしまうので，その結果血中のβ_2-GPI濃度は，aPL陽性者で高くなる可能性がある．

McNallyらは，同様の仮説をたて，これを裏付けるため，フリーおよび複合体を形成したβ_2-GPIを測定できる検査システムを開発して検討した．

すなわち検体血漿を，Microconcentrator (100 kDa, Microcon) に入れて，650 g で 15 分間遠心する．

このMicroconcentratorは，分子量によって蛋白を分離可能な使い捨て器具で，複合体を形成したβ_2-GPI/リン脂質（恐らくは抗β_2-GPI抗体）は分子量が大きいので，Microconcentratorに残るが，フリーのβ_2-GPIは，分子量が小さいので，下に落ちる．フリーのβ_2-GPIあるいは複合体を形成したβ_2-GPIは，交差免疫電気泳動法で分析した．

その結果, aPL陽性SLE 18例の血漿β_2-GPI濃度は，陰性SLEに比して高値であった．しかし上記方法で分離したフリーのβ_2-GPI濃度は，aPL陽性，陰性群で有意差はなかった．このようにして，aPL陽性患者群が血清β_2-GPI濃度が高いのは，β_2-GPIが血中でリン脂質あるいは他の蛋白と複合体を形成しているためであることを確認した．

これを受けて，Georgeらのグループは，ドットブロットアッセイ（Dot blot assay）を駆使して，この複合体は，β_2-GPIとaPLの免疫複合体であることを証明した．

すなわち，抗β_2-GPI抗体陽性血清にprotein G-sepharose beadsを添加して血清中のIgGを結合する．さらにこれをニトロセルロース膜に結合させた後，ビオチン結合抗β_2-GPI抗体を反応させる．これをストレプトアヴィジン-ペルオキシダーゼ標識溶液内で反応させ，化学発光物質をさらに反応させた後，

X線フィルムに感光させる．

　もし検体中に，β_2-GPI/aPL免疫複合体が存在すれば，aPLはIgGであるので，beadsと結合，さらにβ_2-GPIはビオチン結合抗β_2-GPI抗体に反応して，陽性反応を呈するはずである．

　その結果，抗β_2-GPI抗体陽性SLE患者は37％いたが，そのうち26％に，β_2GPI/抗β_2-GPI抗体免疫複合体が検出された．しかも血小板減少症患者および静脈血栓症の既往がある患者において，この免疫複合体がより高値を示した．血清β_2-GPI濃度も，陽性者で有意に高かった．

　以上の結果は，抗β_2-GPI抗体陽性者で血中β_2-GPIが高い事実に対する説得性のある証拠となろう．

　しかし，一方，BiasioloらはGeorgeらとは異なる結果を報告している．

　彼らは抗β_2-GPI抗体を結合したプレートを使用し，患者血清を添加した後，アルカリフォスファターゼ標識抗IgG抗体を反応させるELISAシステムを開発して，β_2-GPI/抗β_2-GPI抗体免疫複合体を検索した．

　その結果，抗β_2-GPI抗体陽性抗リン脂質抗体症候群16名の免疫複合体の値は，健常コントロールのそれと，検定上有意差はなかった．

　興味あることには，抗β_2-GPI抗体陰性の他の膠原病14名では，抗リン脂質抗体症候群や健常者と比べて，免疫複合体の値およびβ_2-GPIの値は，検定上有意に高値を示したという．

　両研究グループから報告された異なったデータの解釈は現時点では非常に難しいが，今後さらなるデータの積み重ねが必要であろう．

(4) aCLとβ_2-GPIとの関わり

　β_2-GPIがaCLに密接に関連したcofactorであることをMatsuuraら，Galliら，McNeilらが発見したが，β_2-GPIの関与に対する認識には3研究者グループ間で微妙な相違があった．

　すなわちGalliらは，aCLはβ_2-GPIそのものに対する抗体であると考えたのに対し，McNeilらは，aCLはβ_2-GPIとカルジオリピンの複合体（コンプレックス）に対する抗体であると推察した．

　その後Matsuuraらは，通常使用する，何の処理も施していないELISA用マイクロプレートに，β_2-GPIのみを吸着して抗原として使用した場合，aCLは全く反応しないことを発見した．

これに対して，γ線照射して酸素原子を導入したELISAマイクロプレートにβ_2-GPIを吸着して検索すると，一転してaCLが反応することを確認した．

この実験結果より彼らは，aCLはγ線などで酸素原子などを導入したプレートなど，ある条件下で変性した担体に，あるいはcardiolipinなど陰性家電を有する共存物質に吸着した結果，構造変化を生じたβ_2-GPIに対する抗体であると推察した．

これを受けて多くの研究者が追試した結果，この事実を確認した．よって，aCLはとりもなおさず，構造変化したβ_2-GPIを標的抗原とする，抗β_2-GPI抗体そのものであるとの考え方が広まったのである．しかし最近Roubeyらは，従来使用されていた量よりかなり多くのβ_2-GPIを吸着させたELISA用マイクロプレートを使用して，Matsuuraらの説と真っ向から対立する実験結果を報告し，注目を集めることとなった．

すなわち，別途作製した抗β_2-GPI抗体は，少量のβ_2-GPIに対しても反応するが，患者血清中の抗β_2-GPI抗体は，少量のβ_2-GPIに対しては反応せず，かなり多くのβ_2-GPIを吸着させたELISAプレートにのみ反応することを確認した．

以上の結果より，彼らはaCLは構造は全く変化していないβ_2-GPIに対する抗体，すなわち抗β_2-GPI抗体そのものであり，大量のβ_2-GPIを必要とするのは，患者血清中の抗β_2-GPI抗体は，β_2-GPIに対するaffinityが低いためである，と改めて主張した．

以上をまとめると，aCLは1) 未変性β_2-GPIに対する抗体である，2) β_2-GPIとカルジオリピンとの結合物に対する抗体である，3) β_2-GPIとカルジオリピンとが結合して新たに生じた抗原に対する抗体である，4) 変性β_2-GPIに対する抗体である，という説に分類されることになろう．

現在のところいずれの説が正しいかに関しては決着を見ていないが，いずれにせよ，aCLは変性の有無に拘わらず，少なくともβ_2-GPIを認識する抗体であることは間違いない．

Gharaviらはこれを裏づける実験成績，すなわち精製β_2-GPIをマウスに免疫して得られた抗体は，β_2-GPIにはもとよりカルジオリピンにも反応することを報告している．

したがって，従来使用されてきたaCLという呼称は不適当であると考えられる．さらにあとにも述べるように，LAやaCLのターゲット（標的）抗原は多

種の蛋白におよぶと推察されるので，antiphospholipid-binding plasma proteins antibody, antiphospholipid-protein antibody などの呼称が提案されているが，ここでは従来どおり aCL と呼ぶことにする．

なお aCL の第一人者である Harris らは，β_2-GPI が aCL の cofactor であることが注目されて以来，β_2-GPI は aCL のカルジオリピンに対する反応性を増強する作用を有するものの，aCL のターゲット抗原ではないと一貫して主張してきたが，最近では微妙に態度を変化して，次第にこの説を支持する方向へと軌道修正した．

2. β_2-GPI 依存性 aCL の意義

β_2-GPI が aCL の cofactor として認識されて以来，β_2-GPI の臨床病理学的意義が論議の的になったが，一応次のようにまとめることができよう．

すなわち aCL には，反応の場にカルジオリピンとともに β_2-GPI の存在を要求する，いわゆる β_2-GPI 依存性 aCL と，カルジオリピンのみに反応する β_2-GPI 非依存性 aCL とがある．

β_2-GPI 依存性 aCL は，動静脈血栓症を始めとする合併症がみられる抗リン脂質抗体症候群に出現する病因的抗体であるが，β_2-GPI 非依存性 aCL は，ほとんどこれらの原因とはならない抗体で，梅毒感染者や他の感染症，悪性腫瘍などに出現する aCL である．

したがって日常臨床では，β_2-GPI 依存性 aCL の測定が重要となる．よって，純粋に β_2-GPI 依存性の aCL 検出を目的とする場合は，ヒトプール血清を反応系に使用するよりも，精製した β_2-GPI を使用する方法が望ましい，といえよう．

なお β_2-GPI のアミノ酸構造が一部異なり，反応性にも影響をおよぼす懸念もあるので，動物由来の血清の使用は避けるべきであるとする向きもあるが，測定結果には影響しないとの報告もある．

A. 抗 β_2-GPI 抗体

ここで問題になるのは，β_2-GPI 依存性の aCL と抗 β_2-GPI 抗体との異同で

II. 抗カルジオリピン抗体 (anticardiolipin antibody, aCL)

あろう.

　重複するが,もう一度 β_2-GPI 依存性 aCL の反応抗原に関する説をまとめてみると,この抗体は,1) カルジオリピンと β_2-GPI の結合物に対して反応する,2) カルジオリピンと β_2-GPI とが結合して新しく生じた抗原に対して反応する,3) カルジオリピンと結合して,構造変化を生じた β_2-GPI に対して反応する,4) β_2-GPI そのものに対して反応する,などの説に分類される.5) β_2-GPI は単にカルジオリピンに対する反応を増強する作用のみ有し,あくまでカルジオリピンに対して反応する,と主張し続けたグループもいたが,現在では静かになっていることは先に述べた.

　なお,β_2-GPI 依存性 aCL,あるいは抗 β_2-GPI 抗体が反応する β_2-GPI の抗原エピトープに関してもいまだ一致していない.

　すなわち,β_2-GPI はスシドメインと呼ばれる第1から第5までの5つのドメインから成り立つが,そのうち抗原エピトープは,第1ドメインであるとする説の他に,第4ドメイン,第5ドメインあるいは両者であるとする説などがある.

　これらの報告から推して,β_2-GPI 依存性 aCL,あるいは抗 β_2-GPI 抗体の多様性が推察され,それはこれら抗体の産生機序や臨床病態の多様性にも関与している可能性さえある.

　さて最近では,これらの説のうち,3) あるいは 4) の考え方が主流になりつつあるようであるが,結論には至っていない.

　この差異に関しては,使用した ELISA の方法の相違などの技術的な問題も有ろう.

　さらには,γ 線照射したプレートに β_2-GPI を吸着した抗 β_2-GPI 抗体測定用 ELISA では陽性であるが,通常のカルジオリピンを使用する aCL 測定用 ELISA では陰性を示す患者が存在することもしばしば経験する.

　この原因として,1) 抗 β_2-GPI 抗体は,β_2-GPI がカルジオリピンに結合したときに隠蔽されてしまう β_2-GPI に対する抗体である,2) カルジオリピンと結合した β_2-GPI は抗 β_2-GPI 抗体に対する抗原性を失う,3) 抗 β_2-GPI 抗体は,種特異性があり,通常の ELISA で使用するウシ血清中の β_2-GPI には反応しない,などが考えられる.

　もっとも,通常の ELISA では,検体血清を 100〜200 倍稀釈して使用するので,この検体中には,1〜2 μg 前後のヒト β_2-GPI が存在するので,反応には十

分であると考えられるが，いずれにせよ，どの説も推察の域を出ず，説得力も今一つで，結論を得るには今後の検討に待つほかはない．

われわれは，β_2-GP I 依存性 aCL と抗 β_2-GP I 抗体が同時に検出される検体も確かに存在することを確認した．しかし同一検体でも，β_2-GP I 依存性 aCL が陽性であっても，必ずしも抗 β_2-GP I 抗体が陽性とは限らず，またこの逆もあることを経験している．

さらには，抗 β_2-GP I 抗体が，β_2-GP I 依存性に LA 活性を示すことを Oosting ら，あるいは著者らは確認しているが，β_2-GP I 依存性 aCL にも LA 活性を有するもの type A-aCL とそうでないもの type B-aCL とがあることを Galli らが報告している．

また若干異なる aCL を検出している可能性があるが，いわゆる世界標準法 ELISA による aCL が陰性で，抗 β_2-GP I 抗体が陽性（γ 線照射プレートは使用していないので，β_2-GP I そのものに対する抗体といえる）の SLE，あるいは抗リン脂質抗体症候群が存在し，このサブセットはより血栓症を発症しやすいとの検討結果を Alarcon-Segovia のグループが発表している．

以上のことを勘案すると，現時点では β_2-GP I 依存性 aCL と抗 β_2-GP I 抗体（γ 線照射プレートを使用，もしくは無使用）は，一部交叉反応性を有するが，使用する抗リン脂質抗体測定法により検出される抗体が異なる可能性，測定上の技術誤差，あるいは根本的にいろいろなサブセットが存在する可能性もあり，その結果の解釈などに十分留意が必要であろう（Tincani ら，Favaloro ら）．

なお以上述べてきた aCL，抗 β_2-GP I 抗体は IgG に属する抗体であるが，標識抗体に抗ヒト IgA, IgM 抗体を使用すると，それぞれ IgA, IgM に対する抗リン脂質抗体を検出することができる．

この臨床的意義については，いまだ一致した見解はないが（Lewis ら，Selva-O' Callaghan ら），我が国でも IgA および IgM 型抗 β_2-GP I 抗体検出試薬が発売されているので，今後検討可能であり，その意義について確認する必要があろう．

文　献

1) Alarcon-Segovia D, et al：The antiphospholipid/cofactor syndromes. II. A variant in patients with systemic lupus erythematosus with antibodies to β_2-glycoprotein I but no antibodies detectable in standard antiphospholipidas-

II. 抗カルジオリピン抗体 (anticardiolipin antibody, aCL)

  says. J Rheumatol 24 : 1545-1551, 1997.
2) Arfors L, Lefvert AK : Enrichment of antibodies against phospholipids in circulating immune complexes (CIC) in the anti-phospholipid syndrome (APLS). Clin Exp Immunol 108 : 47-51, 1997.
3) Bick RL, Baker WF : Antiphospholipid syndrome and thrombosis. Sem ThrombHemost 25 : 333-350, 1999.
4) Biasiolo A, Rampazzo P, Brocco T, Barbero F, Rosato A, Pengo V : Anti-beta$_2$ glycoprotein I-beta$_2$ glycoprotein I immune complexes in patients with antiphospholipid syndrome and other autoimmune diseases. Lupus. 82 : 121-126, 1999.
5) George J, et al : β_2-glycoprotein I containing immune-complexes in lupus patients : association with thromobytopenia and lipoprotein (a) levels. Lupus 8 : 116, 1999.
6) Favaloro EJ, et al : Clinical utility of anticardiolipin antibody assays : high inter-laboratory variation and limited consensus by participants of external quality assurance programs ; signals a cautious approach. Pathology 31 : 142 147, 1999.
7) Galli M, et al : Anticardiolipin antibodies (ACA) are directed not to cardiolipin but to plasma protein cofactor. Lancet 335 : 1544-1547, 1990.
8) Galli M, et al : Anticoagulant activity of beta 2-glycoprotein I is potentiated by a distinct subgroup of anticardiolipin antibodies. ThrombHaemost. 68 : 297-300, 1992.
9) Gushiken FC, et al. Polymorphism of β_2-glycoprotein I at codons 306 and 316 in patients with systemic lupus erythematosus and antihospholipid syndrome. Arthritis Rheum 42 : 1189, 1999
10) Hunt JE, et al : A phospholipid-beta 2 glycoprotein I complex is an antigen for anticardiolipin antibodies occurring in autoimmune disease but not with infection. Lupus. 1 : 75-81, 1992.
11) Iverson GM, et al : Anti-β_2 glycoprotein I (β_2GP I) autoantibodies recognize an epitope on the first domain of β_2 GP I. ProcNatl Acad Sci USA 95 : 15542-15546, 1998
12) Kato H, Enjyoji K : Amino acid sequence and location of the disulfide bonds in bovine beta 2 glycoprotein I : the presence of five Sushi domains. Biochemistry. 17 : 11687-11694, 1991.
13) Lewis S, et al : Standardized measurement of major immunoglobulin class (IgG, IgA and IgM) antibodies to β_2-glycoprotein I In patients with

antiphospholipid syndrome. J Clin Lab Analysis 12 : 293-297, 1998.
14) Ludia C, et al : Antiphospholipid antibodies : a new risk factor for restenosis after percutaneous transluminal coronary angioplasty?, Autoimmunity 27 : 141-148, 1998.
15) Matsuura E, et al : Anticardiolipin cofactor (s) and differential diagnosis of autoimmune disease. Lancet 336 : 177-178, 1990.
16) Matsuda J, et al : Low β_2-glycoprotein I levels in pateints with disseminated intravascular coagulation. Am J Hematol 42 : 234-5, 1993.
17) McNally T, et al : Elevated levels of β_2-glycoprotein I (β_2-GP I) in antiphospholipid antibody syndrome are due to increased amounts of β_2-GP I in association with other plasma constituents. Blood Coagul Fibrinoly 6 : 411, 1995.
18) McNeil HP, et al : Antiphospholipid antibodes are directed against a complex antigen that includes a lipid binding inhibitor of coagulation : beta$_2$-glycoprotein I (apolipoprotein H). Proc Natl Acad Sci USA 87 : 4120-4124, 1990.
19) Pangborn MC : Isolation and purification of a serlogically active phospholipid from beef heart. J Biol Chem 143 : 247 256, 1942.
20) Roubey RAS, et al : "Anticardiolipin" autoantibodies recognize β_2-glycoprotein I in the absence of phospholipid. Importance of Ag density and bivalent binding. J Immunology 154 : 954-960, 1995.
21) Sanghera DK, et al : Molecular basis of the apolipoprotein H (β_2-glycoprotein I) protein polymorphism. Hum Genet 100 : 57, 1997.
22) Schulze HW, et al : Uber ein bisher unberkanntes β_2-glycoprotein I des Humanserums. Naturwissenschafte 23 : 719, 1961.
23) Schousboe I : β_2-glycoprotein I : A plasma inhibitor of the contact activation of the intrinsic blood coagulation pathway. Blood 66 : 1086, 1985.
24) Selva-O'Callaghan A, et al : IgA anticardiolipin antibodies-relation with other antiphospholipid antibodies and clinical significance. Thromb Haemost 79 : 282-285, 1998.
25) Tincani A, et al : Anticardiolipin and anti-β_2-glycoprotein I Immunoassays in the diagnosis of antiphospholipid syndrome. Exp Rheumatol 16 : 396-402, 1998.

III. 抗カルジオリピン抗体 (anticardiolipin antibody, aCL) 検出法

　aCL の検出は，放射性物質を標識した抗体などを使用する，放射免疫測定法 (radioimmunoassay, RI) を応用した方法が Harris ら (1983) により開発されたが，その使用に制約などがあって，広く普及するには至らなかった．

　その後 Koike らにより，酵素免疫測定法 (enzyme linked immunosorbent assay, ELISA) を応用した aCL の検出法が考案された．この ELISA による aCL の検索は，簡便なこともあって広く使用されるようになり，抗リン脂質抗体 (antiphospholipidantibody, aPL) の研究にも多大な貢献をした．

　さらに研究目的に，Dot blot 法や，ウエスタンブロット法 (Western blotting, WB)，フローサイトメトリー (Flow cytometry) を応用した方法などが使用されているが，aCL の検出に ELISA は特異性，鋭敏性ともに満たす，満足すべき方法であるといえよう．

　aCL を測定する ELISA は，1)各研究室で独自に作成したもの，2)市販の製品，いずれかを使用することができる．

　自家製の ELISA の場合は，基礎的検討をして，その特異性，鋭敏性，再現性などが十分使用に耐えられるものであることを，まず確認することが必要である．

　また，陽性および陰性コントロール血清の作成あるいは，陽性と判定する基準作りがもっとも重要で，この作業如何によっては aCL の成績は大きく異なることに留意すべきであろう．

　われわれは，自家製の ELISA を使用しているが，以上のような点から考えると，市販の aCL 測定 ELISA キットを使用することは非常に簡便で，しかも他の施設とその成績を比較することも可能となる．しかし，問題がないわけではない．

　現在本邦で保険収載されている aCL 測定法は，ヤマサ醤油 (株) から市販されているキットと (株) 医学生物学研究所 (MBL) 開発の ELISA キットである．

しかし，ここで注意すべきは，両社の aCL 測定キットは，検出する aCL に若干相違があることである．

これは，両キットが拠り所とする測定ポリシー，あるいは測定原理が異なるためである．

すなわちヤマサ（株）キットは，あとでも述べるとおり，精製した β_2-GPI を反応系に添加あるいは抗原として使用していることからもわかるように，動静脈血栓症や習慣流産など，抗リン脂質抗体症候群の責任抗体である，いわゆる β_2-GPI 依存性 aCL（第1世代）あるいは抗 β_2GPI 抗体（第2世代）の測定を主眼にしている．

一方，MBL の aCL ELISA キットは，抗リン脂質抗体症候群のインターナショナルワークショップで検討され，作成された aCL 測定法の標準法に準じて作成されている．

この aCL 測定標準法は，β_2-GPI が aCL の cofactor として発見される前に作成されたので，β_2-GPI 依存性の有無に関しては考慮されていない方法である．

精製 β_2-GPI を使用せず，β_2-GPI が生理的に含まれているウサギ血清を反応系に使用するので，いわゆる β_2-GPI 依存性 aCL も検出するとともに，血清に含まれているであろういまだ同定されていない成分を cofactor とする β_2-GPI 非依存性 aCL をも測定する方法といえる．

著者らの検討によれば，両 ELISA での aCL の陽性率は若干異なり，また一方では陽性であったが，他方では陰性を示す検体もあり，検出する aCL のレパートリーが異なると言える．

特に MBL の製品は，ウエルのブロッキングにウサギ血清を使用するので，β_2-GPI 以外の生理的血清成分に対する抗体を測定する可能性があり，使用方法によっては，抗リン脂質抗体症候群のサブポピュレーションの検出や，その病態解明に有用であることも考えられる．また感染症の患者で検出率が高くなるとの報告もある．

どちらが aCL 測定法として優れているかに関しては，aCL 検出目的により異なるので，結論は出せないが，各施設で実際に比較検討し，臨床症状や，臨床経過などとの相関を求め，どちらを採用するか決めることも一案である．

しかし臨床経過を追う場合は，最初に使用した測定法を使用すべきで，途中から変えると臨床的有用性は損なわれるので注意したい．

III. 抗カルジオリピン抗体（anticardiolipin antibody, aCL）検出法

① ELISA 用プレートにカルジオリピンを 30 μl 添加

② 窒化ナトリウムでエタノールを飛ばし乾燥（約 10 分間）

③ PBS に溶解したウシ胎児血清（FCS）(10%) 10 μl を添加して 1～4 時間放置

④ PBS で 4 回洗浄

⑤ 検体血清（PBS/FCS で 1：100 に希釈）を 100 μl 添加し，1～4 時間室温で反応

⑥ PBS で 4 回洗浄

⑦ 酵素標識抗ヒト IgG 抗血清（1：500～1,000）を 100 μl 添加し，室温で 1～4 時間反応

⑧ PBS で 4 回洗浄

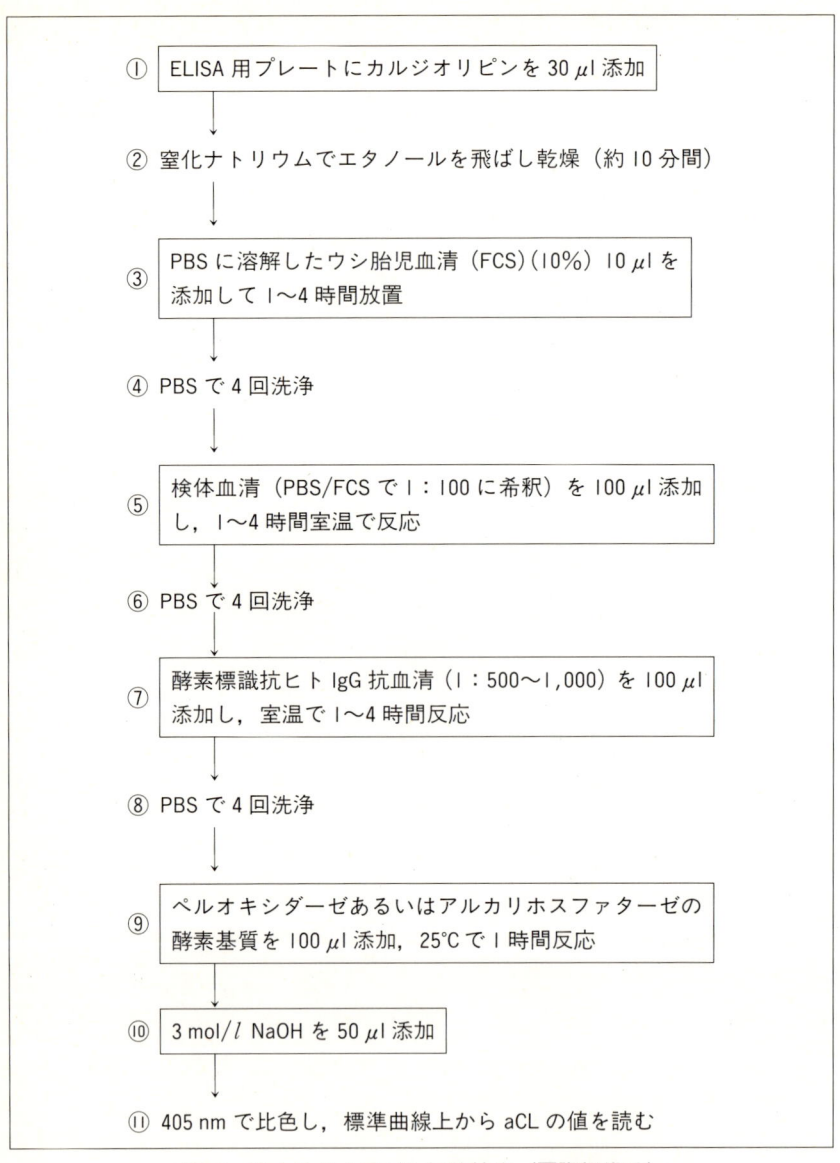

⑨ ペルオキシダーゼあるいはアルカリホスファターゼの酵素基質を 100 μl 添加，25℃ で 1 時間反応

⑩ 3 mol/l NaOH を 50 μl 添加

⑪ 405 nm で比色し，標準曲線上から aCL の値を読む

図 2　抗カルジオリピン抗体検出（国際標準法）

　ここでは，Harris らが作製した aCL の ELISA 標準測定法，ヤマサ（株）および医学生物学研究所製の ELISA の測定法について解説する．

なお aCL の真のターゲット抗原は，構造変化した β_2-GP I であるとの考え方もある．この概念から，Matsuura らは，γ 線照射した ELISA プレートに吸着した β_2-GP I を抗原として使用する aCL 検出法を報告した．aCL というよりは抗 β_2-GP I 抗体検出法と言えるが，追試によっても確認され，この説を支持する研究者も多いので，この方法についても概説する．

この原理にほぼ基づいて製品化された Inova 社製品をヤマサ（株）が輸入販売を開始した．従来のヤマサ（株）の β_2-GP I 依存性 aCL 測定法に代わって使用されるようになったので，この方法についての概略を述べる（Najmey ら，Lewis ら）．

そのほか，欧米で開発された aCL の測定キットも，個人輸入可能であるが，それらに関してはここでは割愛する．

aCL 測定標準法 [Loizou ら，Harris ら（1987，1988，1990）]（図2）

1. プレートのウエルにカルジオリピン（Sigma）を $25 \sim 40 \mu l$/ウエル（$12 \sim 100 \mu g/ml$）添加する．
2. 4°Cで一晩放置し乾燥吸着する．あるいは窒素ガスで乾燥させる．
3. ウエルの未反応部分を10%ウシ胎児血清/燐酸緩衝液（PBS），または10%ウシ血清/PBS，または1%仔ウシ血清アルブミン(BSA)/PBS，または1.5%BSA/0.3%ゼラチン/PBS を $110 \mu l$ 添加して，室温に放置し1～4時間ブロックする．
4. PBS で4回洗浄する．
5. 10%仔ウシ血清，または10%ウシ血清，あるいは0.1%BSA，または0.75%BSA/0.3%ゼラチンで50倍以上に希釈した検体血清を $100 \mu l$ 添加し，室温で1～4時間反応させる．
6. PBS で4回洗浄する．同時に定量用の標準曲線作成用に各濃度の標準血清を添加する．
7. アルカリフォスファターゼ，あるいはペルオキシダーゼ標識抗ヒト IgG，IgA，あるいは IgM ヒツジまたはウサギ抗血清を5で使用したと同様の希釈液で500～1,000倍希釈し，その $100 \mu l$ を添加して，1～2時間反応させる．
8. PBS で4回洗浄する．
9. 発色試薬を添加して発色させ，NaOH などで発色を停止する．

III. 抗カルジオリピン抗体 (anticardiolipin antibody, aCL) 検出法

```
┌─────────────────┐
│  固相化プレート  │
└─────────────────┘
        │←── 洗浄       洗浄液 200 μl を入れて，除去
        │                この操作を 3 回繰り返す
        │←── β₂-GPI 液またはサンプル希釈液 50 μl
┌─────────────────────────────────────┐
│ プレインキュベーション（10～30℃, 10 分間）│
└─────────────────────────────────────┘
        │←── 標準液または検体 50 μl
     ┌──────┐
     │ 混 和 │
     └──────┘
┌─────────────────────────────────────┐
│ 一次インキュベーション（10～30℃, 30 分間）│
└─────────────────────────────────────┘
        │←── 洗浄       （3 回繰り返す）
        │←── 酵素抗体液 100 μl
┌─────────────────────────────────────┐
│ 二次インキュベーション（10～30℃, 30 分間）│
└─────────────────────────────────────┘
        │←── 洗浄       （3 回繰り返す）
        │←── 発色液 100 μl
┌─────────────────────────────────────┐
│      発色反応（10～30℃, 10 分間）      │
└─────────────────────────────────────┘
        │←── 反応停止液 100 μl
┌─────────────────┐
│ 吸光度測定（450 nm）│
└─────────────────┘
```

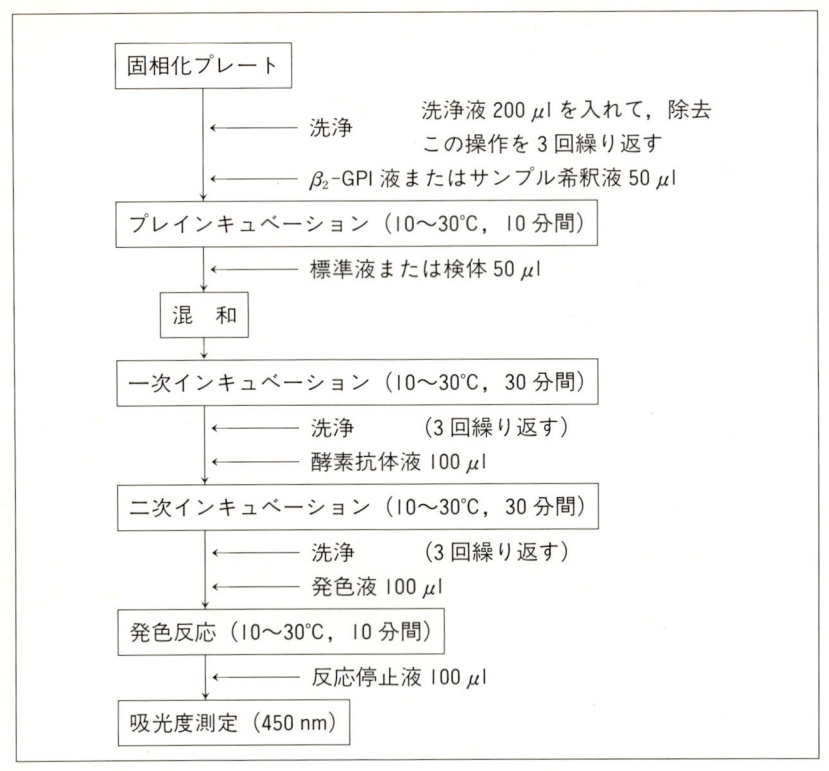

図 3　ヤマサキットによる抗カルジオリピン抗体検査法（第 1 世代）

10. O.D. を測定する

抗 CL-β_2GP I キット「ヤマサ」EISA〔第 1 世代, ヤマサ醤油（株）〕(図 3)

1. カルジオリピンを吸着（固相化）したプレートのウエルに添付の洗浄液 200 μl をいれる．
2. プレートを逆さまにして洗浄液を除去して，プレートを洗浄する．
3. ペーパータオルの上でプレートをたたきつけ，残った液を可能な限り取り除く．
（熟練を要する操作の一つである．また自動洗浄機を使用すると，測定値のばらつきや吸光度が減少したりするので，使用してはならないという制約もある．）

4. 添付の β_2-GPI 溶液 (β_2-GPI プラス) を標準陽性血清 (125-0 単位) 添加用および検体添加用のウエルに 50 μl 添加する。β_2-GPI 溶液の代わりに，添付の検体希釈液を検体ブランクウエルおよび標準液 (0 単位) 用ウエルにいれる (β_2-GPI マイナス) (2連-Duplicate)。
5. 10～30°C で 10 分間インキュベートする。
6. 各陽性標準液 (125-0 単位) を当該ウエル (β_2-GPI プラス) に 50 μl ずつ，また標準液 (0 単位) を β_2-GPI マイナスウエルに 50 μl 添加する。
7. 検体 (希釈液で 101 倍希釈) 50 μl を β_2-GPI プラス，および β_2-GPI マイナスウエルに添加する。
8. 軽く振盪後，10～30°C で 30 分間インキュベートする。
9. 1 と同じように洗浄する。
10. 添付の酵素抗体液 (51 倍希釈) 100 μl を各ウエルに添加し，10～30°C で 30 分間インキュベートする。
11. 1 と同様洗浄する。
12. 発色液 (添付発色液 A 10 ml，B 液 100 μl を混和) 100 μl を添加し，10～30°C で 10 分間インキュベートする。
13. 反応停止液 100 μl を添加する。
14. 450 nm で吸光度を測定する。
15. β_2-GPI プラスウエルにいれた標準血清の O.D. 平均値の読みから標準液 0 単位の吸光度の平均値を引いた値を用いて，片対数グラフ用紙上に標準曲線を作製する。
16. β_2-GPI プラスウエルに入れた検体の O.D. 平均値から標準液 0 単位の O.D. の平均値を引いた値を求め，標準曲線状から抗体価を読みとる。
17. β_2-GPI マイナスウエル群の検体についても，O.D. の平均値から検体ブランク [0 (-)] の平均 O.D. を引いて，その値から標準曲線より抗体価を便宜的に求める (特異性の確認)。

MESACUP カルジオリピンテスト [(株) 医学生物学研究所] (図4)
1. カルジオリピン固相化プレートを専用ホルダーにセットする。
2. 添付の標準血清 (6濃度)，陽性および陰性コントロール血清，ならびに検体 (101 倍希釈) 150 μl を添加する。
3. 室温 (20～25°C) で 1 時間振盪反応させる。

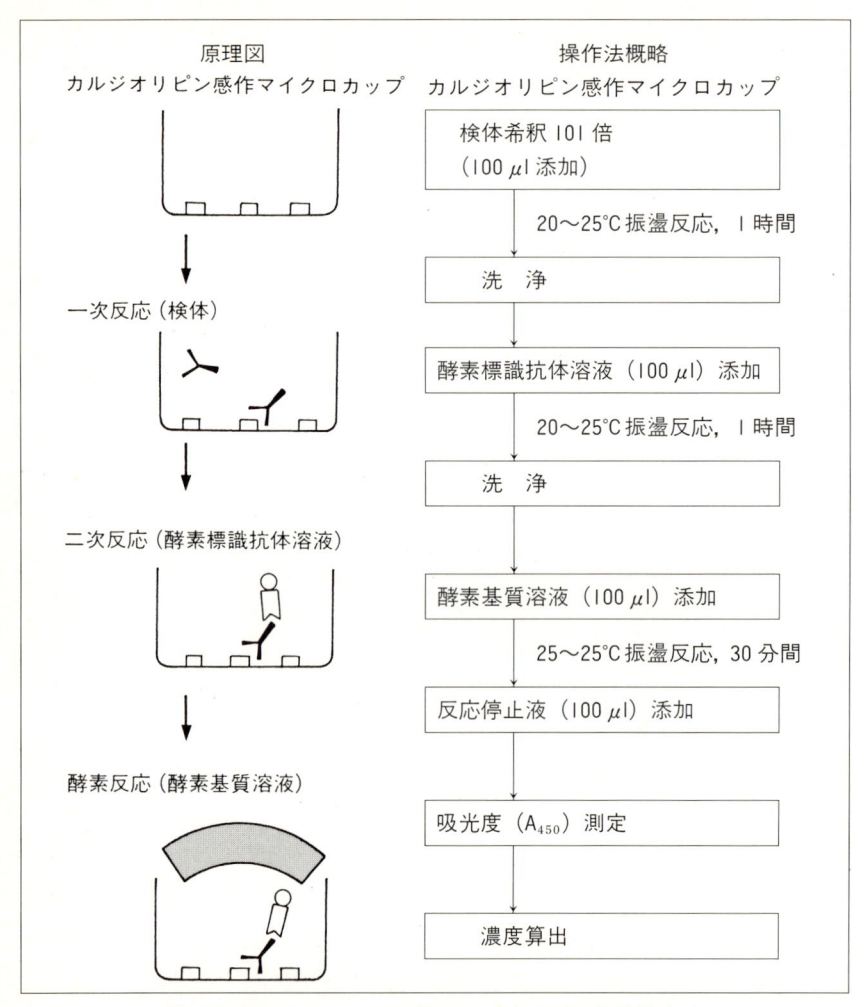

III. 抗カルジオリピン抗体（anticardiolipin antibody, aCL）検出法

```
        原理図                        操作法概略
カルジオリピン感作マイクロカップ     カルジオリピン感作マイクロカップ

                              ┌─────────────────────┐
                              │ 検体希釈 101 倍       │
                              │ （100 μl 添加）       │
                              └─────────────────────┘
                                       ↓ 20～25℃振盪反応, 1時間
                              ┌─────────────────────┐
      ↓                       │      洗    浄        │
   一次反応（検体）              └─────────────────────┘
                                       ↓
                              ┌─────────────────────┐
                              │ 酵素標識抗体溶液（100 μl）添加 │
                              └─────────────────────┘
                                       ↓ 20～25℃振盪反応, 1時間
      ↓                       ┌─────────────────────┐
  二次反応（酵素標識抗体溶液）    │      洗    浄        │
                              └─────────────────────┘
                                       ↓
                              ┌─────────────────────┐
                              │ 酵素基質溶液（100 μl）添加 │
                              └─────────────────────┘
                                       ↓ 25～25℃振盪反応, 30分間
      ↓                       ┌─────────────────────┐
  酵素反応（酵素基質溶液）        │ 反応停止液（100 μl）添加 │
                              └─────────────────────┘
                                       ↓
                              ┌─────────────────────┐
                              │ 吸光度（$A_{450}$）測定 │
                              └─────────────────────┘
                                       ↓
                              ┌─────────────────────┐
                              │      濃度算出        │
                              └─────────────────────┘
```

図 4　MBL キットによる抗カルジオリピン抗体検査法

4．添付の洗浄液で4回洗浄する．本キットは，自動洗浄機の使用は全く問題はない．
5．ウエルに残った液を完全に除去した後，ペルオキシダーゼ標識酵素抗体（モノクロナール抗ヒト IgG 抗体）（101 倍に使用直前調整）を 100 μl ずつ添加する．
6．室温（20～25℃）で1時間反応させる．

7．洗浄する．
8．ウエルの洗浄液を完全に除去した後，酵素基質液を 100 μl 添加する．
9．室温（20～25℃）で 30 分間振盪反応させる．
10．反応終了後，反応停止液を 100 マイクロずつ添加する．
11．450 nm で O.D. を測定する．
12．片対数グラフ上に，標準血清の各濃度の O.D. の読みをプロットする．
13．検体の O.D. の平均値から，標準曲線を用いて aCL の抗体価を求める．
抗 IgM-aCL 検出試薬キットも開発されているが，研究用として認可されているのみで，保険収載されていない．

抗 β_2-GP I 抗体検出法（Matsuura ら）

1．ガンマ線照射済み ELISA 用プレート（Sumilon C，住友ベークライト）のウエルに 50 μl の精製 β_2-GP I glycoprotein I（ヤマサ醤油）（10 μl/ml）（10 mM Hepes/150 mMNaCl，pH 7.4 緩衝液で調整）を添加し 4℃で一晩放置する．
2．燐酸緩衝液（PBS）/Tween 溶液で，3 回洗浄する．
3．未反応部分を 200 μl の 3％ゼラチン（Difco, USA）含有 Hepes 緩衝液で 1 時間ブロッキングする．
4．燐酸緩衝液（PBS）/Tween 溶液で，3 回洗浄する．
5．50 μl の検体血清（100 倍希釈）を添加し，室温で 1 時間反応する．
6．燐酸緩衝液（PBS）/Tween 溶液で，3 回洗浄する．
7．100 μl のペルオキシダーゼ標識抗ヒト IgG 抗血清（500～1,000 倍希釈）を添加し，1 時間反応させる．
8．発色試薬を添加し，反応を止め，O.D. を測定する．

細かい点においては操作が異なるが，ほぼこの原理に基づいた ELISA による抗 β_2-GP I 抗体検出試薬（IgG のみならず IgA および IgM 型抗体検出，ならびに IgG，IgA，IgM 型抗体を同時に検出可能な 4 種の ELISA）が最近発売された〔抗 CL-β_2GP I キット「ヤマサ」II（第 2 世代）〕．

従来の第 1 世代製品と，Inova 社製品（第 2 世代）とを使用し，IgG 型抗体を 50 検体を対象に検討したヤマサ社内報告によれば，陽性判定一致率は 93.3％(14/15)，陰性判定一致率は 88.6％(31/35) であり，最終的には 90.0％(45/

50）で成績が一致し，良好な成績が得られている．

　もっとも見方を変えれば，第1世代製品で陽性と判定された1例，陰性とされた4例が，第2世代製品で各々陰性，陽性と判定されたことは，従来製品で診断，あるいは経過観察を受けていた患者の向後の取り扱いに問題が生じることがあり得るので，慎重な判断が必要となろう．

　なお第2世代製品でIgG抗体は陰性にも関わらず，IgAのみあるいはIgMのみの抗体が検出されたとの記載があり，今後これら抗体の臨床的意義の検討が早急に望まれる．

抗CL・β_2-GPIキット「ヤマサ」II（第2世代）（ヤマサ醤油）（図5）

1. 検体，6濃度の標準液（SCREENキットの場合はカットオフ標準液），高値コントロールおよび低値コントロールを抗CL・β_2GPI複合体抗体測定用マイクロプレートの所定のウエルに100 μL分注する．
標準液（カットオフ標準液）および各コントロールは2重測定を実施する．
2. 20～25°Cにて30分間静置する．
3. 抗CL・β_2GPI複合体抗体測定用マイクロプレートの内容液を除去した後，洗浄液で3回洗浄する．
4. 抗CL・β_2GPI複合体抗体測定用マイクロプレートの所定のウエルに酵素標識抗ヒトIgG，IgAもしくはIgMヤギポリクローナル抗体（SCREENの場合は，IgGAM混合抗体）を100 μL分注する．
5. 20～25°Cにて30分間静置する．
6. 抗CL・β_2GPI複合体抗体測定用マイクロプレートの内容液を除去した後，洗浄液で3回洗浄する．
7. 抗CL・β_2GPI複合体抗体測定用マイクロプレートの所定のウエルに発色液を100 μL分注する．
8. 20～25°C，暗所にて30分間静置する．
9. 抗CL・β_2GPI複合体抗体測定用マイクロプレートの所定のウエルに反応停止液を100 μL分注する．
10. 450 nmの吸光度を測定する．
標準液の濃度を横軸，各標準液の平均吸光度を縦軸に取り，検量線を作成する．

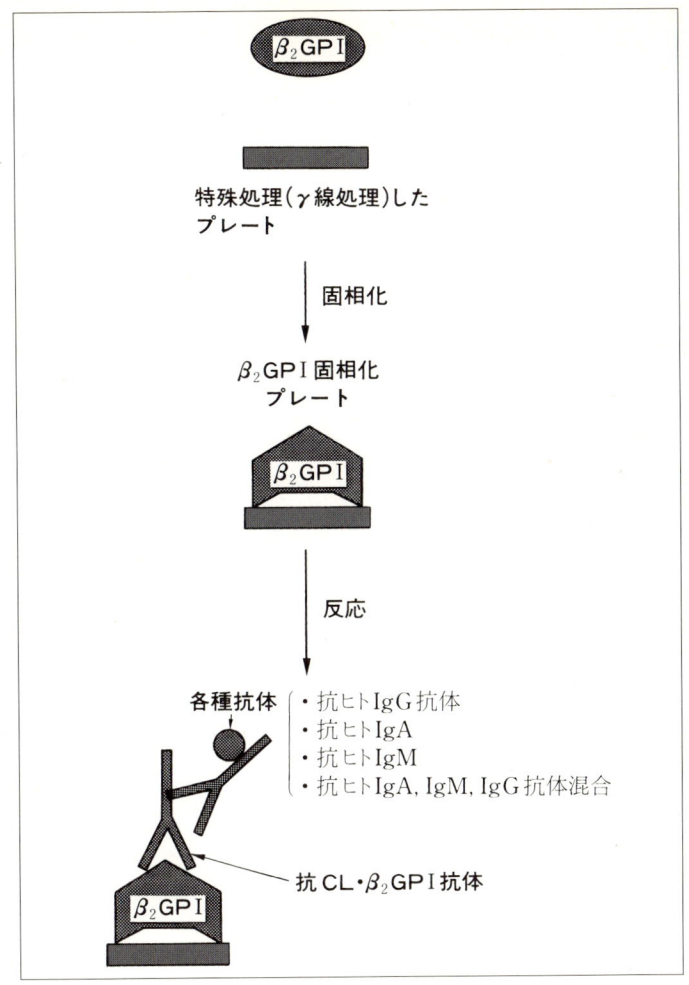

図5 ヤマサキットによる抗リン脂質抗体検出法（第2世代）

11. 次いで，検体の吸光度から検量線を用いて抗CL・$β_2$GPⅠ複合体抗体のIgG型，IgA型もしくはIgM型濃度を算出する．
 SCREENキットの場合は，カットオフ標準液の吸光度に対する検体の吸光度比（インデックス値）を算出する．

III. 抗カルジオリピン抗体 (anticardiolipin antibody, aCL) 検出法

1. 抗リン脂質抗体検出法の整備

確かに aCL や LA による aPL 検出法の基準案が作成されてはいるが，実状は多くの問題点が指摘されている．

たとえば aCL に関して言えば，わが国では，aPL，抗 β_2-GPI/カルジオリピン抗体あるいは抗 β_2-GPI 抗体は市販の試薬と，各研究室や民間検査センター独自の自家製の ELISA とを用いて測定されているが，両者を比較すると必ずしも aCL の成績は一致せず，臨床の現場で混乱を招いている．

市販品の成績が最も正確で，自家製の ELISA で測定した成績は信用できない，と β_2-GPI/リン脂質抗体測定法を開発した研究者は主張する．しかし，いまもって Harris らの方法が世界的に標準法として使用されており，これに準処した測定試薬キット，あるいは自家製の ELISA を使用して，論文が発表されている．

さらには抗 β_2-GPI 抗体（aCL）は β_2-GPI そのものに対する抗体である，とする報告もあることをふまえたうえで測定法を選択すべきであろう．

さていち早く Harris らが aCL 陽性標準血清を作成し，多くの研究者はこれを使用して研究成果を発表しているので，問題は解決したかに見える．しかし，Harris らの標準血清は，その後発見された cofactor である β_2-GPI の関与に関しては考慮せずに作製されているので，臨床的に重要である β_2-GPI 依存性 aCL の検出用標準血清としては適切ではない懸念が残る．また今後混乱を招くであろうもう一つの問題は，β_2-GPI そのものに対する抗 β_2-GPI 抗体の標準血清であり，早急な標準化法の整備が望まれる．

文 献

1) Harris EN, et al：Use of an enzyme linked immunosorbent assay and of inhibition studies to distinguish between antibodies to cardiolipin from patients with syphilis or autoimmune disorders. J Infect Dis 157：23-31, 1988.
2) Harris EN, et al：Evaluation of the anti cardiolipin antibody test：report of an international workshop held 4 April 1986. Clin Exp Immunol 68：215-222, 1987.
3) Harris EN：The second international Anti-cardiolipin standardizationworkshop/the Kingston anti-phospholipid antibody study (KAPS) group. Am J Clin Pathol 94：476-484, 1990.
4) Koike T, et al：Anti-phospholipid antibodies and biological false positive

serological test for syphilis in patients with systemic lupus erythematosus. Clin Exp Immunol 56：193-199, 1984.
5) Lewis S, et al：Standardized measurement of major immunoglobulin class (IgG, IgA, and Ig M) antibodies to β_2-glycoprotein I in patients with antiphospholipid syndrome. J Clin Lab Analys 12：293-297, 1998.
6) Louzou S et al：Measurement of anti cardiolipin antibodies by an enzyme linked immunosorbent assay (ELISA)：standardization and quantitation of results. Clin Exp Immuno 62：738-745, 1985.
7) Matsuura E, et al：Anticardiolipin antibodies recognize β_2-Glycoprotein I structure altered by interacting with an oxygen modified solid phase surface. J Exp Med 179：457-462, 1994.
8) Najmey SS, et al：Antibodies to β_2-glycoprotein I：standardized immunoassay and a reference interval for healthy controls. Proc Assoc Amer Physicians 108：467-472, 1996.

IV. ループスアンチコアグラント
(lupus anticoagulant, LA)

　LAは抗カルジオリピン抗体（anticardiolipin antibody, aCL）とともに知られる代表的抗リン脂質抗体（antiphospholipid antibody, aPL）である．

　歴史的には，1951年にMuellerら，および1952年にConleyとHartmannらが，SLE患者に発見された循環性抗凝血素/凝固阻止因子（circulating anticoagulant）として報告したのが，LAに関する最初の記載である．

　活性化部分トロンボプラスチン時間（activated partial thromboplastin time, APTT），カオリン凝固時間（kaolin clotting time, KCT）あるいは蛇毒凝固時間（diluted Russel's viper venom time, dRVVT）などリン脂質依存性の凝固時間が延長したので，彼らはこれら患者は，出血の恐れがあると推察した．

　しかし，その後発見された同様の検査所見を呈する患者は，出血ではなく動静脈血栓症を合併する率が高いことが判明した．

　しかもこの凝血素を有する患者は，SLEであることが多く，よってこの抗体はループスアンチコアグラント（lupus anticoagulant）と呼ばれるようになったのである．

　もっとも，この呼称はSLEのみに特異的に出現し，しかも血栓の原因となるとの誤解を与えかねないので，現時点では不適当と考えられ，近い将来呼称が変わると推察される．

　LAはAPTT, KCTあるいはdRVVTなど，リン脂質依存性の凝固検査を延長する因子として同定されることから，従来リン脂質に対する抗体であると考えられていた．しかし以下にも述べるごとく，LAはリン脂質とβ_2-GPIの結合物，あるいはプロトロンビンに対する抗体であることを示唆する所見が報告されつつあり，aCLと同様認識の訂正が必要となった．

　またLAはtype-AのaCLと同様，合併症の発症に密接な関係があると推察されており，臨床的にも重要な抗リン脂質抗体である．

1. LA の真のターゲット抗原―プロトロンビン

　その対応抗原に関しては，APTT などリン脂質依存性の血液凝固検査で LA が検出されていたことからも，aCL と同様，陰性荷電を有するリン脂質に対する抗体であるとの認識には変化がなかった．

　もっともかなり以前より，LA 陽性患者では血漿プロトロンビンが減少していることが指摘されていた．しかも LA 陽性者で抗プロトロンビン抗体（anti-prothrombin antibody, aPT）が存在するとの報告もあり，LA とプロトロンビンとの密接な関連，すなわち LA がプロトロンビン抗体活性を有するのではないか，と一部で推察されていたことも確かである．

　すでに 1959 年に Loeliger は，LA 患者血漿を正常血漿に混合して検査すると，正常血漿添加に比しより延長すること，しかもその患者血漿中のプロトロンビンが低下していることを報告している．しかも硫酸バリウムによる吸着実験により，プロトロンビンが LA の cofactor であることを示唆した．

　さらに後でも述べるように，Rapaport ら（1960）の報告をはじめとして，LA の真の抗原がプロトロンビンであることを確認する報告が相次ぎ，プロトロンビンが LA の重要な対応抗原の一つであることはほぼ確実視されるに至っている．

(1) LA と aCL の異同

　抗リン脂質抗体の代表的抗体である aCL と LA の異同に関しては，今日まで多くの議論があった．

　両者は同一の抗体であると認識する立場が一般的ではあったが，その第一の理由として多くの患者で両抗体が同時に検出されることが多い事実を挙げていた．

　しかし，必ずしも両者が陽性にならない場合もしばしば見られたが，この理由として，次のようなことが推察された．

　すなわち，aCL は酵素免疫測定法（enzyme linked immunosorbent assay, ELISA）により検出され，また LA は凝固時間法を応用して検出されるが，ELISA の検出感度は，凝固時間法のそれとは比較にならないほど高感度である．よって，aCL が検出されても，LA が陰性のことがあり得るとしたが，aCL が陰性であっても LA が陽性の場合もあり，その原因の全てを検出感度の相違

に求めることには難点があった．

　しかしその後，Exner ら，McNeil らが aCL と LA とが陽性の患者検体を affinity chromatography を駆使して分析を試み，興味ある結果を得た．すなわち，患者の血清から aCL 活性と LA 活性を有する分画を完全に分離し，両者は異なる抗体であることを証明したのである．

　その後もこれを追試確認する報告が相次ぎ，aCL と LA は独立した抗リン脂質抗体であると認識する研究者が多くなった．しかし最近 Galli ら(1995, 1999)により LA 活性と aCL 活性とを分離できない type A-aCL の存在が報告され），LA と aCL とにはサブグループがあることが判った．

　もっとも LA は APTT などリン脂質依存性の血液凝固検査で検出されていたことより，aCL と同様陰性荷電を有するリン脂質に対する抗体であるとの考え方は変わらなかった．

　しかしその後，aCL の cofactor である β_2-GP I の発見と同様，LA においても画期的な研究成果が登場する．

(2) 免疫学的アプローチ

　LA の対応抗原に関しては，以前より興味ある実験結果あるいは推察が報告されていた．たとえば LA 陽性患者では血漿プロトロンビン (prothrombin, PT) が減少していることが指摘されており (Peacock ら)，しかも LA 陽性者で抗プロトロンビン抗体（anti prothrombin antibody, aPT）が存在するとの報告もあって，LA と PT との密接な連関がある，と考える研究者もいたのである．

　すでに 1983 年 Bajaj らは，LA 陽性者に aPT が存在することを示唆していた．すなわち PT 低下症および欠損症を有する 2 例の LA 陽性患者を対象に，Ouchterlony 法を応用し，^{125}I 標識 prothrombin を抗原として検索したところ，両者の血漿中に aPT が存在することを見いだした．この aPT は，PT のカルボキシル基末端エピトープに対する抗体活性を有することを確認したが，PT の中和活性は無かったという．

　さらにこれを見事に追試確認した，とりわけ Edson ら，Fleck らの報告は注目に値しよう．

　Edson らは，LA 陽性患者 21 例を対象に検討し，興味ある成績を得た．すなわち凝固法 2 種ならびにローレル電気泳動法により PT を定量した結果，16 例

ではPT値は正常であったが，5例がPT欠損症であることが判明した．これら検体をさらに二次元交差免疫電気泳動法で分析した．

その結果前者16例中10例（63％）に，また後者5例では4例（80％）で，アガロースに混和した動物由来aPTと反応する異常ピークが2次元方向に観察できた．この異常パターンは正常コントロール40例では全く見られなかった．

しかもさらにブドウ球菌由来プロテインAによる吸収実操作後の検体を使用して，改めて電気泳動を実施したところ，この異常ピークが消失したことから，これはPTとaPTとの免疫複合体に由来するピークであると推察した．以上より，彼らはLAの本体はaPTであると結論づけた．

またFleckらもAPTTやプロトロンビン時間などによりLA陽性と判定された42例中31例（74％）にaPTが存在することを確認した．これらを二次元交叉免疫電気泳により分析したところ，Edsonらと同様，いずれも電気泳動パターン上異常ピークが存在することを見いだした．

興味あることに，APTTが50秒以上であった25例中24例（96％）が，またプロトロンビン時間が正常者のそれの2秒以上延長していた15例中14例（93％）がaPT陽性であったことである．このうち3/31例（10％）がPT欠損症で出血傾向があったが，残りの28例では異常はなかった．

さらなる検索により，この28例のaPTにはPTの中和活性が無いことを確認，よってPTの濃度には影響を及ぼさなかった，すなわちPT低下あるいは欠損症をもたらさなかったと推察した．

これらの事実および固定化PTで吸収した検体の再電気泳動では，この異常ピークが消失したこと，さらにはPT結合カラムクロマトグラフィで分離したこれらのAPTはLA活性を示した事実などより，彼らはLAはPTに対する抗体であると結論した．

Matsudaらも精製PTを結合したプレートを使用するELISAを応用して抗リン脂質抗体陽性（19例）ならびに陰性（11例）全身性エリテマトーデス（systemic lupus erythematosus, SLE）患者のIgG分画のaPTを検索し，興味ある結果を得ている．

すなわちLAあるいはLA/aCL陽性者14例中8例（57％）のIgG分画にaPTが存在する事を確認したが，aCL単独陽性者5例ではaPTは全例陰性であり，aPTはLA陽性者に高頻度に出現する抗体であることを示唆する成績で

あった.

しかもこの IgG 分画は, PT 単独に対してはほとんど反応せず, リン脂質の存在下（リン脂質/PT complex）で Ca^{++} 依存性に反応した.

特に注目すべきは, リン脂質要求性ではあっても, カルジオリピン (cardiolipin, CL) が存在した場合では全く反応には影響はなく, phosphatidyl serine (PS) が存在してはじめて反応が増強したことであろう. これら成績は, Permpikul らの報告とほぼ一致する成績であった.

以上の事実は, プロトロンビンが PS の cofactor であることを示唆する. しかしカルジオリピンの cofactor とされた β_2-GP I が, 実は aCL の真の抗原で, 逆にカルジオリピンが cofactor ある可能性が高まったことを踏まえると, PS がプロトロンビンの cofactor であると考えるのが妥当であろう.

もっとも Permpikul らは, ウエスタンブロット法で LA が PT のみと反応したので, LA は PS 依存性の aPT ではなく, PT そのものに対する抗体であると推察している.

なお Rao らはウシ PT とヒト PT とを比較検討し, LA はヒト PT への反応がより強いことを見いだしており, Bevers らが先に発表した成績を支持する所見である. さらにこの発見は, ヒト β_2-GP I がウシなどの動物由来の β_2-GP I に比較してより aCL への反応性が高いことと相通じ, 抗リン脂質抗体の種族特異性がある可能性も考えられる.

さて抗 β_2-GP I 抗体は CL や PS 共存 β_2-GP I 結合プレートのみならず γ 線照射したプレートに結合した β_2-GP I に反応することが解っているが, Arveux らは, γ 線照射したプレートを使用した aPT の ELISA を確立し aPT の検出を試みた.

その結果, LA 陽性検体は, 通常の無処理プレーンプレートに吸着したプロトロンビンにはほとんど反応しなかったが, γ 線照射した ELISA プレートに吸着したプロトロンビンに, リン脂質およびカルシウム非存在下で反応した. この反応は, 緩衝液に Tween 20 の存在が必要で, しかも γ 線照射量依存性に反応した. この ELISA の系で LA 陽性患者 139 例を対象に検討したところ, 77 例 (55.4%) に aPT が検出されたという.

これらの事実から, Galli らは抗プロトロンビン抗体は, 以下に述べる 3 種の抗原に反応する多様性のある抗体であると推察している.

すなわち, 1) PS と結合し多様な反応部分を供給するようになったプロトロ

ンビン，2) カルシウムと結合しプロトロンビン/抗プロトロンビン抗体複合体と反応するセリン，3) フォスファチジルセリンと結合し新しい抗原性を獲得したプロトロンビン，に対する抗体である．

　Galli らとほぼ同じ考えではあるが，著者の考えをまとめてみると，aPT の抗原は 1) フォスファチジルセリンとプロトロンビン結合体，2) フォスファチジルセリンとカルシウム依存性に，あるいは γ 線照射した ELISA プレート上で構造変化をきたしたプロトロンビン，3) フォスファチジルセリンとカルシウム依存性に，あるいは γ 線照射した ELISA プレート上で変化をして新しいエピトープを露出したプロトロンビン，4) フォスファチジルセリンとカルシウムとにより，あるいは γ 線照射したことにより ELISA プレートに大量に吸着することができたプロトロンビンそのもの，などが考えられる．さらには，これら各々を抗原とする aPT が存在する可能性もある．

　この可能性は，aPT 陽性者であっても PT 量は正常であった，あるいは減少していたなど，相反する報告が多いことからも推察に難くなく，aPT には PT の中和活性を有するものとそうでないものなど，多様性を有する heterogeneity のある抗体であることを示唆しているからである．しかし結論をだすまでにはさらなる検討が必要であろう．

　なお Cote らは，LA 陽性で低プロトロンビン血症のある 200 ml にもおよぶ鼻出血を主訴とする 9 歳の女児を対象に，aPT の特性とそのエピトープの分析を行った．

　彼女の aPT は，凝固検査，免疫吸収操作，あるいはウエスタンブロットにより，プロトロンビンの中和活性を有することがわかった．しかしこの抗体はヒトプロトロンビンとはリン脂質およびカルシウム非依存性に結合したが，トロンビンには結合しなかった．

　この aPT のターゲットエピトープは，リコンビナントのヒト変異プロトロンビンを使用するウエスタンブロットでの分析より，トロンビン A および第 2 Kringle ドメインに位置する fragment 2-A であることを同定したという．

　低プロトロンビン血症，出血傾向をもたらした機序として，プロトロンビンと aPT 複合体の血流中からのクリアランスがまず考えられ，またこの複合体は立体的に活性化 X (X a) 因子あるいは活性化第 V (V a) 因子によるプロトロンビンの活性化を阻止してトロンビン生成を低下させることにより生じると考えられた．

46　Ⅳ．ループスアンチコアグラント（lupus anticoagulant, LA）

　先に述べたように，すべての aPT がプロトロンビンの中和活性を有するとは限らず，またリン脂質およびカルシウム非依存性にプロトロンビンに結合するとは限らないが，検出される aPT の特性を分析する上で，一つの参考にはなろう．

　さて多様性があるにせよ，aPT が PT と反応する際の真のエピトープ部分はどこであろうか．現時点ではいまだ一致した見解はないものの，プロトロンビン fragment 1, prethrombin-1 である可能性が示唆されている（Akimoto ら）．

　彼らは血漿から分離精製したプロトロンビンを処理して得た，2 つのフラグメント（fragment 1, 22 kDa, prethrombin-1, 50 kDa）を γ 線照射した ELISA プレートに吸着して，以前の検討で aPT 陽性と判明している 13 例（SLE 9 例，抗リン脂質抗体症候群 4 例）の反応性を検討した．

　その結果，血栓症既往のある患者において fragment-1 に比し（25%），prethrombin-1 に反応する率が高かったが（80%），両者に反応する検体は無かったという．さらなる追試が必要ではあるが，興味ある新所見といえよう．

2．凝固学的アプローチ

　さらに Bevers らは主として凝固学的分析結果から LA のターゲット抗原は PT であるとの結論を出している．

　彼らは，aCL および LA 両者陽性検体 16 例を対象に検討し，まず患者血漿を CL/フォスファチジルコリン/コレステロールからなるリポゾームで吸収して，その影響を見た．

　11 例において aCL 活性は吸収されたが，LA 活性は上清に残っていることを確認，しかもこの上清はヒト血漿の APTT, カオリン凝固時間（kaolin clotting time, KCT），希釈蛇毒凝固時間（diluted Russel's viper venom time, dRVVT）を延長したが，動物由来の血漿では延長しなかった．

　さらに 2 名の患者の IgG 分画 LA 活性が，精製第 Xa, Va, PT（ヒト，ウシ由来）および PS/フォスファチジルコリンリポゾーム存在下でトロンビン形成に及ぼす影響を検討した．

　その結果，LA 活性を有する IgG の濃度依存性にトロンビン形成は阻止され，しかもこれはヒト由来の PT 使用でのみ観察され，ウシ由来の PT では認めら

れなかった．

　以上より，LA はヒト PT に特異的な PT 抗体であると推論したが，全例において LA と aCL とを分離できなかったことから，LA のすべてが PT の抗体であると結論づけることには，著者らは慎重な態度をとった．

　この仕事はそののち，後述する同門 Galli の β_2-GP I 依存性 LA への発見へと発展する．

　Oosting らも，LA が PT に対する抗体であることを凝固学的に証明した．さらに in vitro での活性化第 V 因子（Va），活性化 protein C（activated protein C, APC），protein S システムを駆使し，患者 IgG が APC あるいは protein S 活性を阻止することを見いだし，LA は APC, protein S に対する抗体活性を有するもの，あるいはトロンボモジュリン（thrombomodulin, TM）活性を阻止するものもあることを報告した．

　よって，Bevers らが推察したように，異なる凝固因子に対する抗体活性を有する LA が存在することを示唆し，とりわけ抗血栓性因子に対する抗体活性が，aPL 陽性者に見られる血栓症の原因の一つであると推察している．

　これらの報告より，LA のターゲット抗原は，そのすべてではないとしても，major なものは PT であることは疑いがないであろう．しかし，LA が陽性であってもすべての症例に aPT 活性を証明できないことから見て，検出感度などの技術的問題は残るものの，LA は当初考えられたよりもさらに heterogeneity が高い抗体であることが推察される．

　現に Horbach DA らは，次のようなデータを報告している．

　LA 陽性患者 28 名の血漿を活性化セファロースに結合した PT と反応させて aPT を吸収した後，改めて LA 活性を測定した．

　その結果，28 例中 4 例は LA 活性が完全に消失（凝固時間が正常化）し，これらの症例で LA は aPT と同一のものであることが推察された．しかし，ほとんどの症例（17/28 例）では凝固時間は延長こそすれ，正常化しなかった．残り 7 例では，LA に影響を与えなかった．

　以上より，LA と aPT とは必ずしも同一の抗体ではないと結論している．

(1) aGP I との連関

　Galli らはさらに従来の仕事を発展させ，CL にも LA 活性を有するサブグループがあることを報告した．

Bevers らの方法を踏襲して，aCL および LA 陽性患者 16 例の血漿をリポゾームで吸収し，遠心沈殿した．その結果，5 例では aCL/LA 活性ともに吸収されたが，11 例では上清中に LA 活性が残存し，aCL と分離できた．この LA は PT とリン脂質複合体に対する抗体活性があることを再確認した．

aCL/LA 活性両方を有する 5 例のリポゾーム分画は，ヒト血漿のみならずウシ血漿の dRVVT を延長したが，同様の方法で分離した aCL のみ陽性のコントロール 2 検体から得た分画では延長しなかった．

以上の結果から，aCL は 2 つのサブグループ，すなわち type A-aCL（LA 活性を有する aCL）と type B-aCL（LA 活性のない aCL）との 2 種が存在すると結論づけた．

さらに Galli らは活性化第 X 因子（Xa），活性化第 V 因子（Va）および PT と，血小板由来リン脂質の系に，これらの aCL を添加し，aCL のトロンビン形成阻止におよぼす β_2-GPI の影響を検討した．

type B-aCL は何らの影響もなかったが，type A-aCL は β_2-GPI の存在下で type A-aCL 濃度ならびに反応時間依存性にトロンビン形成を阻害し，type A-aCL の抗凝固活性は β_2-GPI 依存性であることが判った．

この報告を裏づける成績は，Matsuda らあるいは Oosting らも得ている．

Matsuda らは抗 β_2-GPI 抗体を aCL の本体と認識しつつ，抗 β_2-GPI 抗体が β_2-GPI 依存性に LA 様活性を発揮することを見いだした．

すなわちモノクロナール，あるいはポリクロナール抗 β_2-GPI 抗体は，正常ヒト血漿の APTT，あるいは KCT，dRVVT を濃度依存性に延長したが，抗 β_2-GPI 抗体結合セファデックスなどを使用して β_2-GPI を除去した血漿では，抗 β_2-GPI 抗体はいずれの凝固時間をも延長しなかった．

しかし改めてこの β_2-GPI 除去血漿に精製 β_2-GPI を補給した後抗 β_2-GPI 抗体を添加すると，APTT や KCT が延長したことから，抗 β_2-GPI 抗体の LA 様活性は β_2-GPI 依存性があることを確認できた．

よって Galli らのいう type A-aCL と Matsuda らの抗 β_2-GPI 抗体とは非常に似通った抗体であることが推察されるが，type B-aCL に相当する抗 β_2-GPI 抗体の存在の有無を含め詳細は不明である．

なお Galli らは，type A-aCL は dRVVT を延長するのに対し，LA 単独では KCT を特異的に延長することを見いだし報告しており（Galli M, et al, 2000），鑑別診断や病態解析に有用かもしれない．

しかも KCT および dRVVT が延長した LA 陽性患者において，どちらの検査が血栓症を発症するリスクの高さをより性格に予測することができるか否かを検討している．

　その結果，dRVVT が血栓症合併の予知マーカーとしてより有用性があることを見いだしている．さらに KCT が血小板減少症と関連があることも報告しているが，これらについてはさらに症例を増やして確認する必要があろう．

　なお Puurunen ら (1998) は，aPT に関連して，次のような興味ある報告をしている．

　すなわち PT は kringle protein に属するが，線溶系 kringle protein であるプラスミノゲンと，一部構造上の相似点を有することが知られる．

　このような点から，aPT がプラスミノゲンと交差反応をすると仮定して，aPT 陽性の健康な中年層 17 名のグループで，後日心筋梗塞を発症した症例を対象に検討した．

　その結果，プラスミノゲンは aPT のプロトロンビンに対する反応を最高 50％阻止し，またプラスミノゲン Kringle 2 (p 302)，Kringle 5 (p 304) は，aPT のプロトロンビンに対する反応を各々35％，23％，47％阻止した．

　以上の成績は，プロトロンビンおよびプラスミノゲンと交差反応する抗体が一部の患者群に存在し，しかもこの抗体は心筋梗塞発症リスク抗体である可能性を示唆する．

　心筋梗塞発症機序として，この抗体がおそらくはプラスミノゲンの線溶活性を阻止し，冠状動脈の閉塞をもたらすものと彼らは推察している．

　このプロトロンビンおよびプラスミノゲンと交差反応する抗体は，今後新しい心筋梗塞発症リスクマーカーになる可能性があるが，さらに症例を増やして確認する必要があろう．なおさらに Puurunen ら(2001) は PT とプラスミノゲンとをマウスに免疫して検討した結果，in vivo で交差反応することを確認している．

3．LA の抗凝固活性の一考察

　以上の成績をふまえて Gall らは，LA，aPT と抗凝固作用の連関について，次のように推察している．

　すなわちプロトロンビンとリン脂質をターゲットとする抗体（おそらく両者

の複合体に対する抗体) がLAの本体であり，これが抗凝固活性を有することは間違いのないところであろう．

　しかもaPTは，PT，陰性荷電リン脂質，およびカルシウム存在下で，活性化第IX因子（IXa）と活性化第VIII因子（VIIIa）による第X因子の活性化を阻止すると考えられる．

　しかも興味あることには，この作用は動物由来のPTに比し，ヒト由来のPTにほぼ特異的に見られるが，この理由については現時点では不明である．

　また，aPTであっても，試験管内で抗凝固活性を有する臨床的に重要な抗体のほかに，ELISAでのみ反応し，抗凝固活性のないaPTがあることも推察している．

　Matsudaらも数種の抗β_2-GPI抗体を使用して，抗凝固活性のあるものと，ないものとが存在することを確認しており，これらの所見は臨床的にも留意すべきことであろう．

　すなわち日常臨床検査で検出されるβ_2-GPI依存性aCLであっても，必ずしも抗凝固活性を有するとは限らず，よって抗体が陽性であっても，抗リン脂質抗体症候群の責任抗体とはいえないからである．

　Galliらの成績を信用するならば，検出されたβ_2-GPI依存性aCL，あるいは抗β_2-GPI抗体が血栓症の原因になるか否かを，dRVVTを使用して，またLAあるいはaPTの場合はKCTを実施して延長することを確認することが有用かもしれない．

　また両者が存在する場合は，いずれも延長するが，たとえば正常血漿に対する延長度の比が，KCTがdRVVTよりも大である場合，血栓症の原因抗体はLA/aPTである，と判定可能としている．

　しかしGalliらのこの所見を否定する報告もあり，今後のさらなる確認研究が必要であろう．

文　献

1) Akimoto T, et al：Relationship between clinical features and binding domains of anti-prothrombin autoantibodies in patients with systemic lupus erythematosus and antiphospholipid syndrome. Lupus 8：761-766, 1999.
2) Arvieux J, et al：Development of an ELISA for autoantibodies to prothrombin showing their prevalence in pateints with lupus anticoagulants. Thromb-Hameost 74：1120-1125, 1995.

3) Bajaj SP, et al : A mechanisms for the hypoprothrombonemia of the acuqired hypoporthrombonemia-lupus anticoagulant syndrome. Blood 61 : 684-692 1983.
4) Bevers EM, et al : Lupus anticoagulant IgG's (LA) are not directed to phospholipid only, but to a complex of lipid-bound human prothrombin. Thromb. Haemostas 66 : 629-632, 1991.
5) Cote HCF, et al : A new method for characterization of a lupus anticoagulant-associated neutralizing antiprothrombin antibody. Am J Clin Pathol 107 : 196-204, 1997.
6) Edson J, et al : Abnormal prothrombin crossed immunoelectorphoresis in pateints with lupus inhibitors. Blood 64 : 807-816, 1984.
7) Exner T, et al : Separation of anticardiolipin antibodies from lupus anticoagulant on a phospholipid coated polystyren column. Biochem Biophys Res Commun, 155 : 1001-1007, 1988.
8) Galli M, et al : Coagulant activity of β_2-glycoprotein I is potentiated by a distinct subgroup of anticardiolipin antibodies. Thromb Haemost 68 : 297-300, 1992.
9) Galli M, et al : Kaolin clotting time and dilute Russel's viper venom time distinguish between prothrombin dependent and β_2-glycoprotein I dependent antiphospholipid antibodies. Blood 86 : 617-623, 1995.
10) Galli M, et al : The risk of thrombosis in patients with lupus anticoagulants is predicted by their specific coaguation profile. Thromb Haemost 81 : 695-700, 1999.
11) Galli M & Barbui T : Antiprothrombin antibodies : detection and clinical significance in the antiphospholipid syndrome. Blood. 93 : 2149-2157, 1999.
12) Horbach DA, et al : The contribution of anti-prothrombin antibodies to lupus anticoagulant activity. Thromb Haemost 79 : 790, 1998.
13) Fleck R A, et al : Antiprothrombin antibodies and the lupus anticoagulant. Blood 72 : 512-519, 1988.
14) McNeil HP, et al. Anticardiolipin antibodies and lupus anticoagulants comprise separate antibody subgroups with different phospholipid binding characteristics. Br J Haematol. 73 : 506-513, 1989.
15) Matsuda J, et al : Phosphatidyl serine dependent anti-prothrombin antibodies exclusive to patients with lupus anticoagulant. Br J Rheumatol 35 : 589-591, 1996.
16) Oosting J D, et al : Lupus anticoagulant activity is frequently dependent on

the presence of β 2-glycoprotein I. Thromb Haemost 67 : 499-502, 1992.
17) Oosting JD, et al : Antiphospholipid antibodies directed against a combination of phospholipids with prothrombin, protein C, or protein S : an explanation for their pathogenic mechanism? Blood 81 : 2618-2625, 1993.
18) Peacock NW & Levine SP : Case report : The lupus anticoagulant hypoprothrombinemia syndrome. Am J Med Sci 307 : 346-349, 1994.
19) Permpikul P, et al : Functional and binding studies of the roles of prothrombin and β_2-glycoprotein I in the expression of lupus anticoagulant activity. Blood 83 : 2878-2892, 1994.
20) Pruurunen M, et al : Antibodies to prothrombin crossreact with plasminogen in patients developing myocardial infarction. Br J Haematol 100 : 374-379, 1998.
21) Puurunen, M, et al : Immunologic and hematologic properties of antibodies to prothrombin and plasminogen in a mouse model. Lupus 10 : 108-115, 2001.
22) Rao LVM, et al : Differences in the inteactions of lupus anticoagulnat IgG with human prothrombin and bovine prothrombin. Thromb Haemost 73 : 668-741, 1995.

V．ループスアンチコアグラント測定法

　ループスアンチコアグラント（lupus anticoagulant, LA）は，血液凝固検査を応用して検索する．
　その基本的原理は，以下のごとくである．
　すなわち，LA 検出に使用する試薬中には，あとでも述べるように一部の検査を除き一定量のリン脂質が存在し，凝固カスケード開始のシグナルとなるカルシウム添加とともに，検体中の凝固因子を活性化して，最終的に凝固が終了する（図 6）．

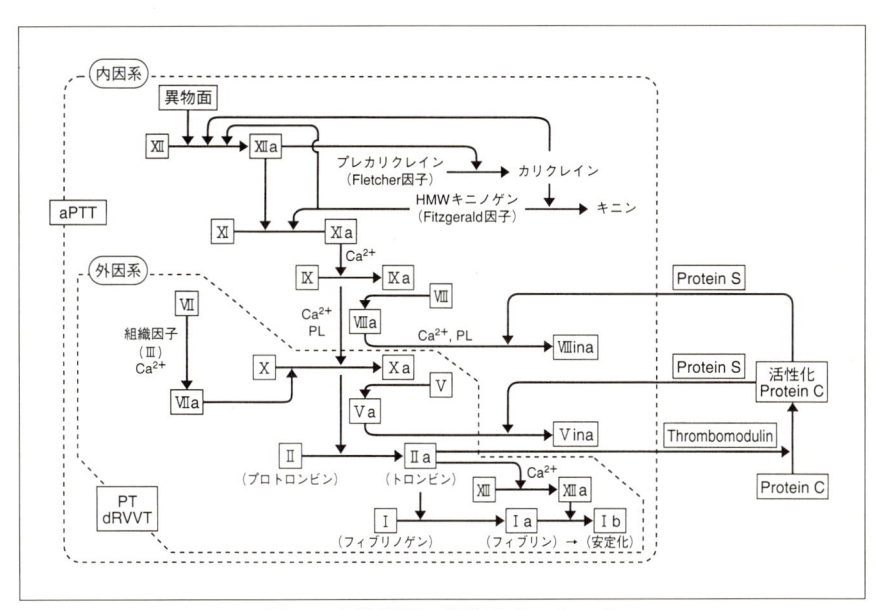

図 6 血液凝固，線溶系カスケード
a：活性化　ina：不活性化　PL：リン脂質　aPTT：活性化部分トロンボプラスチン時間　PT：プロトロンビン時間，dRVVT：希釈ラッセル蛇毒時間

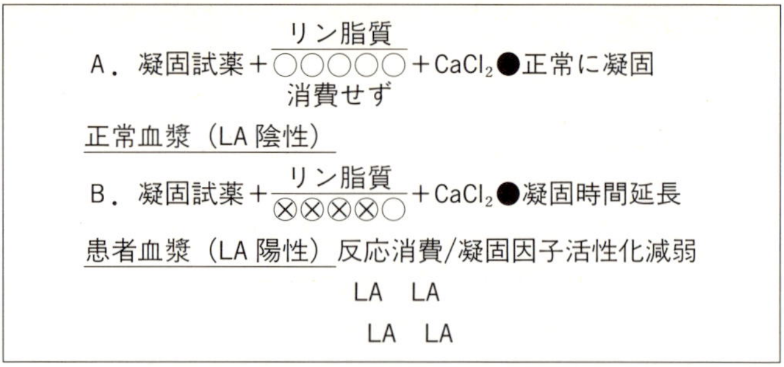

V. ループスアンチコアグラント測定法

```
┌─────────────────────────────────────────────────┐
│                   リン脂質                         │
│    A．凝固試薬＋○○○○○○＋CaCl₂ ● 正常に凝固      │
│              消費せず                              │
│    正常血漿（LA 陰性）                             │
│                   リン脂質                         │
│    B．凝固試薬＋⊗⊗⊗⊗○○＋CaCl₂ ● 凝固時間延長   │
│    患者血漿（LA 陽性）反応消費/凝固因子活性化減弱    │
│                 LA  LA                            │
│                 LA  LA                            │
└─────────────────────────────────────────────────┘
```

図 7 ループスアンチコアグラントの血液凝固時間延長機序
　　　LA：ループスアンチコアグラント
　　　○：リン脂質

　これが凝固時間であるが，検体中に LA が存在すると，試薬中のリン脂質を中和してしまうために，検体凝固カスケード開始に必要なリン脂質が不足することになる．よって LA により中和されたリン脂質の量に比例して，各検査の凝固時間が延長し，これをもって LA 陽性と診断する．

　もっとも，後述するように検体中に各種インヒビター（凝固活性阻止因子）が存在したり，凝固因子欠損症の検体であると，凝固時間は延長するので，LA とこれらを鑑別するために，確認検査を実施しなければならない．

　現在までに，この原理を応用した多くの方法が報告されているが，heterogeneity に富むと考えられる LA すべてを検出する確実な方法はないので，異なった方法を 2 法以上組み合わせて実施することが，LA を見逃さないためにも重要である．

　また LA の検出原理から見て判るように，試薬中のリン脂質が少ないほど LA の検出感度が高まるので，試薬を希釈したり，リン脂質を使用しない凝固検査が考案されている．

　もちろん，検体中のリン脂質濃度にも影響を受けるので，リン脂質の供給源となる血小板をできる限り除去することが肝要である．

　さらには使用する試薬と共に，凝固時間を測定する機器によっても測定結果が大いに異なるので，LA を正確に検出するためには試薬と機器との相性を検討する必要もある（Lawrie AS, et al）．

　国際血栓止血学会の Scientific and Standardization Committe (SSC) では，LA 測定に際しその測定上の注意点と，LA 陽性と診断する基準を作製している

が（Exner ら，Brandt ら），これらを参考に LA の測定に際して注意すべき点と，各測定法とを述べる．

1．LA 測定上の注意点

(1) 検体の処理法-血小板を濾過して除去する

　LA の測定原理からも明白なように，試薬中のリン脂質含量とともに，血漿検体中のリン脂質供給源となる血小板の存在が，LA 検出感度に大きな影響をおよぼす．

　したがって，クエン酸処理血液をまず 1,200 回転，20 分間遠心した後，血漿を分離採取する．さらにこの血漿を 0.22μ ポアのミリポアフィルターで濾過した後，LA 検索に使用することが肝心である．

　その際の血漿中の血小板数は，$10^3/\mu l$ 以下であることが望ましい．

　濾過前に血漿を遠心して血小板を沈殿させ，その上清血漿を濾過すればより万全となるが，遠心中に血小板が凝集したり，破壊されて，リン脂質の供給源となる可能性があるので，避けることが無難である．これは濾過の際にも言えることで，急激な圧力を加えず，ていねいに，優しく濾過する．

　LA の測定を後日実施する場合，濾過しない血漿を凍結保存すると，血小板が凍結により全て破壊されて，多量のリン脂質が血漿中に遊離するので，必ず濾過してから凍結保存する．

　もう一つ注意すべき点は，コントロールとして使用する，健康人血漿の作製である．

　通常は，5～10 人ほどの健康人の血漿を混和して正常プール血漿として使用するが，この場合も，濾過した血漿を作製してから，混和して使用することを忘れてはならない．

　市販の正常プール血漿もあるが，濾過してない場合が多いので，この点を確認した上で使用する．

　中央検査室などでは日常検査に使用する血漿は，血小板を除去していないので，LA の含量がよほど高くないと，APTT などの凝固検査で引っかからない．よって，臨床症状などから LA の存在が疑われる場合は，その旨明記して，改めて LA の依頼をすることが，LA を見逃さないためにも重要である．

なお使用する試薬のpHが8.5以上になると,第V因子が活性を失い,凝固時間が延長するとの報告もあるので緩衝液などへの留意も必要となる.

なお,たとえ－20～－40℃で保存した場合でも,凝固活性が次第に低下するので,LAが偽陽性となる恐れもあり,できる限り早く測定する必要がある.

(2) LAの測定法(スクリーニング)-2種以上の検査方法を組み合わせて実施する

最近新しい,しかも特異性,鋭敏性を高めたLA検出法が考案され,LA検出法は多くの種類から選択できるようになっている.しかもLA特異的検出試薬キットを使用した方法が保険収載されたので,日常検査として次第に定着するようになった.

しかし,どの方法であっても,全てのLAを完全に拾い上げることは理論的にも無理であるので,LAをできるだけ見過ごさないためには,少なくとも2法以上を組み合わせて実施することが重要である.

この場合,LA検出原理から見て,リン脂質を希釈した,あるいはリン脂質をほとんど含まない試薬を使用する方法で,しかも異なった原理に基づいた方法を組み合わせることが検出感度を上げるに有用な方法と推察できる.

たとえば,リン脂質を希釈した diluted activated partial thromboplastintime (dAPTT), diluted Russel's viper venom time (dRVVT), diluted prothrombin time (dPT) あるいは反応系にリン脂質を添加しない,kaolin clotting time (KCT) を組み合わせる,などである.しかし,各検査法には特有な検出感度,特異性があるようで,ある比較研究報告では,予想に反してdAPTTよりも,APTTの方が鋭敏な場合があったという.

特にこの際鋭敏性を高める重要な因子は,従来言われているような試薬中のリン脂質濃度ではなく,試薬と検体との反応時間で,その時間を適切に延長すると鋭敏性が向上したと言う.この理由は不明であるが,やはりLAのheterogeneityに起因するのかもしれない.

しかし,使用するリン脂質はやはり検出感度と鋭敏性を高める上で最も重要な因子であり,選択する際十分吟味する必要がある.

たとえばLauwrieらの検討では,使用するリン脂質試薬,および凝固検査時間を測定する器械によって,LAの検出感度がかなり異なったという.

Lauwrieらは,LAのスクリーニングおよび確認試験がセットとなった5種

の市販 dRVVT 試験試薬（この中には日本でも使用可能な Gradipor 社の製品も含まれる）および Textarin-PL/Ecarin 試薬（Diagnostica Stago）を使用し，自動血液凝固測定機器（Amelung KC 4 A および Sysmex CA 6000 M）で LA を比較測定した．

その結果，各試薬間での LA に対する特異性，鋭敏性は非常にばらつきがあり，また同じ試薬であっても，異なる凝固時間測定機器を使用した場合，特異性，鋭敏性が大きく異なることがわかった．

たとえば鋭敏性に関しては，両機種で測定した場合，すべての試薬の鋭敏性は最低で 62％，最高で 97％であった．また特異性については A 機種で測定した C 試薬は 23％にまで低下し，一方 D 試薬は，どちらの機種で測定しても，その特異性は 100％であったという．

したがって，LA を見逃さないためには，採用する LA 測定試薬を十分吟味し，また相性の良い自動凝固機器を選定した上で，測定を開始すべきであろう．

また，LA を陽性と判定する基準の作製も重要である．

血小板除去正常プール血漿の凝固時間の平均値＋2 SD もしくは＋3 SD 以上の延長を示した場合，LA と判定するのが一般的であるが，各々の施設で，実状

表 7 代表的なループスアンチコアグラントのスクリーニングテスト

活性化部分トロンボプラスチン時間（activated partial thromboplastin time）

活性化部分トロンボプラスチン時間（混和時間変更）

希釈活性化部分トロンボプラスチン時間（diluted activated partialthromboplastin time）

タイパン蛇毒凝固時間（Taipan snake venom clotting time）

希釈蛇毒時間（diluted Russel's viper venom time）

希釈プロトロンビン時間（diluted prothrombin time）

トロンボプラスチン阻止試験（thromboplastin inhitibion test）

カオリン凝固時間（kaolin clotting time）

［シリカ凝固時間（Silica clotting time）］

に合わせて基準を作製すればよい.

　著者らは,日常のLAスクリーニング検査として,dAPTT, dRVVT, KCTを実施しているが,通常 dAPTT と dRVVT,もしくは KCT を組み合わせて測定すれば十分であろう.

2. LA 検出法

スクリーニング

(1) 希釈活性化部分トロンボプラスチン時間 (diluted activated partial thromboplastin time, dAPTT)

　試薬中のリン脂質を希釈して(多くは5倍)検査すると検出感度が高まる.

　なお dAPTT 試薬は多くの会社から発売されているが,各試薬のリン脂質の原料が異なるため LA 検出感度はかなり異なるので,その点を十分踏まえた上で試薬を選択することが必要である.

1) APTT 試薬(生理食塩水で5倍希釈)(パトロンチンなど)に試薬指示どおりの量の活性化剤(カオリン縣濁液など)を添加して室温でときどき浸透しながら5分間放置して APTT 試薬を作製する.
2) 試験管をあらかじめ恒温漕などで37℃に保温しておく.
3) 血小板除去血漿 0.1 ml と APTT 試薬 0.1 ml とを試験管に入れる.
4) 37℃で3分間加温する.
5) あらかじめ37℃に加温した 0.025 モル塩化カルシウム溶液 0.1 ml を添加すると同時に,タイマーをスタートさせる.
6) 試験管内の溶液が凝固した時点でタイマーを止める.
7) タイマーより秒数を読みとり,それを APTT 時間とする.

判定

　コントロールプール血漿の APTT 時間より明らかに延長した場合を LA スクリーニング陽性とする.

(2) カオリン凝固時間 (kaolin clotting time, KCT)

　試薬系にリン脂質を含有せず,血漿中に生理的に含まれる微量のリン脂質を活用する検査であるので,非常に鋭敏性の高い検査である.

1) カオリンを 20 mg/ml 濃度に生理食塩水に溶解する．
2) 血漿検体 0.1 ml とカオリン試薬 0.05 ml とをあらかじめ 37°C に加温しておいた試験管に入れる．
3) 37°C で 3 分間加温する．
4) あらかじめ 37°C に加温した 0.025 モル塩化カルシウム溶液 0.1 ml を添加すると同時に，タイマーをスタートさせる．
5) 試験管内の溶液が凝固した時点でタイマーを止める．
6) タイマーより秒数を読みとり，それを KCT とする．

判定

コントロールプール血漿の KCT より明らかに延長した場合を LA スクリーニング陽性とする．

(3) 希釈ラッセル蛇毒凝固時間 (diluted Russel's viper venom time, dRVVT)

外因系の凝固系の凝固時間を測定するので，凝固が瞬時に生じ，感度が高い検査である．

1) 蛇毒試薬をトリス緩衝液（pH 7.2）で 1,600 倍に希釈する．
2) 活性化剤（トロンボファックスなど）をトリス緩衝液で 8 倍に希釈する．
3) 血漿検体 0.1 ml と dRVVT 試薬 0.1 ml，活性化剤 0.1 ml をあらかじめ加温した試験管に入れる．
4) 37°C で 3 分間加温する．
5) あらかじめ 37°C に加温した 0.025 モル塩化カルシウム溶液 0.1 ml を添加すると同時に，タイマーをスタートさせる．
6) 試験管内の溶液が凝固した時点でタイマーを止める．
7) タイマーより秒数を読みとり，それを dRVVT とする．

判定

コントロールプール血漿の dRVVT より明らかに延長した場合を LA スクリーニング陽性とする．

なお Galli ら (2000) の報告によると，dRVVT の成績は他の凝固法による LA テストや抗カルジオリピン抗体，抗 β_2-glycoprotein I 抗体に比し静脈血栓症発症リスクとよく相関したという．

確認法

　上記検査で凝固時間が延長したら，LA の確認検査を実施する．
　その原理は，
　１．凝固時間の延長が凝固因子欠損症ではないことを確認する．
　この目的で，正常血漿と患者血漿とを混和して凝固時間を測定し，短縮しなければ LA である．おもに KCT のスクリーニングで異常が見られた場合に，同じ KCT を使用して実施する．
　２．凝固時間の延長がリン脂質依存性であることを確認する．
　この目的で，あらかじめ作製しておいた洗浄血小板浮遊液を患者血漿に添加して，凝固時間を測定する．LA である場合は，血小板由来のリン脂質が供給されるため，凝固時間は短縮する．おもに APTT や dRVVT で異常が見られたときに，同様 APTT や dRVVT を使用して確認検査を実施する．

3．LA の確認検査法

　上記のスクリーニング法で，1 法でも陽性となったら，それが LA の存在によるものか，他の因子，とりわけインヒビターや凝固因子欠損によるものかを確認する．

(1) 凝固因子インヒビター，欠損症の確認

　もし凝固時間の延長がインヒビターあるいは凝固因子欠損によるものであれば，血小板除去正常プール血漿を添加して同じ凝固検査を実施すると，凝固時間は正常化する．
　これは正常血漿に含まれる凝固因子がインヒビターを中和するか，欠損している凝固因子を補充するからである．
　ここで重要なことは 2 つある．一つは，この正常添加補正試験は，スクリーニング試験で使用した検査で，再度実施することである．
　第二には，患者血漿と正常血漿との混和する比率である．
　多くの施設では，一般的に患者血漿と正常血漿とは，1：1 に混和して実施することが多かった．
　しかし最近では，たとえば KCT では，患者と正常血漿とは，1：4 に混和す

ることが推奨されている．また APTT では，軽度の延長を示す場合，この混和の比率は逆に 4：1 が判定しやすいとの報告がある．

さらに，患者血漿と正常血漿とを混和して凝固時間を測定すると，スクリーニングでわずかな延長しか示さなかった場合，混和試験でも明確な補正を示さないことがある．このような場合は，血漿を混和してから，若干孵置時間を延長してから検査を実施すると分別可能となる場合が多い．

いずれの条件を採用するにしても，各施設で前もって予備試験を行って，よりよい条件を設定しておくのがよい．

正常血漿添加補正試験の成績の判定法に関しては，確定した方法はない．

たとえば，正常血漿での凝固時間に対する比率で表すか，正常人血漿の凝固時間平均値 $+2\,SD$，あるいは $+3\,SD$ 以内であるか否かなどである．

また，(患者血漿＋正常血漿混和凝固時間)－正常血漿凝固時間／患者凝固時間 $\times 100$

で求められる比で表現する試みもある．

いずれにせよ，各施設で良い表現法，判定法を決定する必要がある．

(2) LA の確認

真の LA の存在の確認には，反応系にリン脂質を添加して，リン脂質中和反応を実施すればよい．

LA が，改めて添加されたリン脂質と反応し中和されるために，延長していた凝固時間は短縮もしくは正常化する．

リン脂質のソースとしては，一般的には正常人数人から採取して作製した洗浄血小板が使用される．

検査の度に各施設で作製してもよいが，血小板数を確認した上で，凍結/融解を繰り返した血小板を小分けして凍結保存しておくと，いつでも使用可能である．市販品もある．

血小板中和試験の成績の判定法にも確立された方法がないので，正常血漿添加補正試験にならって，各施設でその判定法を作ればよい．

LA 確認用リン脂質がセットになった dRVVT 試薬 (LA テスト「グラディポア」〔健康保険収載〕あるいは APTT 試薬(Staclot LA)が市販されているので，応用可能である．しかしまれと考えられるが，この方法で偽陽性反応が生じたとの報告もあるので注意が必要である．

その他,最近開発された LA 確認法として有用と考えられる方法に,textarin (テキスタリン)/ecarin（エカリン）比法がある．

テキスタリンは，リン脂質依存性に凝固をもたらす蛇毒であるが，一方のエカリンはリン脂質に依存せず凝固反応を生じる蛇毒である．

LA が存在すると,テキスタリン時間は延長するが,エカリン時間は正常のままなので,テキスタリン/エカリン比は高くなることを応用した方法である．

この方法は公式には LA の確認試験としては認められてはいない．しかし,LA の特異性は非常に高いという報告が増えているので,将来 LA 確認法として一般化する可能性がある．

各々の試薬キットの説明書通り実施するが,簡単にその概要を記す．

LA テスト「グラディポア」（Gradipore,医学生物学研究所）

前もって 2 分間加温した検体 200 μl に添付の加温した試薬1(蛇毒含有)(A)または試薬2(蛇毒と過剰のダイズリン脂質含有)(B)を 200 μl 添加し,dRVVT により凝固時間を測定する．

A の凝固時間/B の凝固時間の比を計算し,1.3 以上を陽性とする．

7 種類の dRVVT 試薬を対象に検討した Triplett によれば,本試薬の LA に関する鋭敏性は 100％で,非常に優れた測定試薬であることが推察される．

スタクロット LA（Staclot-LA, Stago, 日本ロッシュ）

本法は,リン脂質として LA を特異的に中和するとされる hexagonal（II）リン脂質（フォスファチジルエタノラミン）を使用し,APTT で凝固時間を測定する．

1. 検体血漿 50 μl に添付の試薬1〔hexagonal（II）リン脂質含有〕(A)または試薬2（緩衝液）(B) を 50 μl 加え,9 分間加温する．
2. 試薬3（正常血漿）を 50 μl 加え,1 分間加温する．
   この操作は,凝固因子欠乏による偽陽性反応を避けるため,正常血漿を添加して凝固因子を補う目的で行う．
3. 試薬4（PTT-LS）を 100 μl 添加して,5 分間加温する．
   この試薬には,ヘパリンを中和する試薬が入っているので,検体中のヘパリンの影響をある程度避けることができる（最高 1 U/ml）．
4. 0.025 mol/l $CaCl_2$ を 100 μl 添加して凝固時間を測定する．

Bの凝固時間—Aの凝固時間が8秒以上であったら，LA陽性と判定する．

テキスタリン/エカリン試験（textarin/ecarin ratio）
　テキスタリン時間測定
　1．血小板除去血漿 0.1 ml とテキスタリン溶液 0.1 ml とをあらかじめ加温した試験管にいれる．
　2．37℃で3分間加温する．
　3．あらかじめ 37℃に加温した 0.025 モル塩化カルシウム溶液 0.1 ml を添加すると同時に，タイマーをスタートさせる．
　4．試験管内の溶液が凝固した時点でタイマーを止める．
　5．タイマーより秒数を読みとり，それをテキスタリン時間とする．
　エカリン時間測定
　1．血小板除去血漿 0.1 ml とエカリン溶液 0.1 ml とをあらかじめ加温した試験管にいれる．
　2．37℃で3分間加温する．
　3．あらかじめ 37℃に加温した 0.025 モル塩化カルシウム溶液 0.1 ml を添加すると同時に，タイマーをスタートさせる．
　4．試験管内の溶液が凝固した時点でタイマーを止める．
　5．タイマーより秒数を読みとり，それをエカリン時間とする．
　以上の検査から得られたテキスタリン時間/エカリン時間が1.3以上を示した場合 LA 陽性と判定する．

4．酵素免疫測定法（ELISA）による LA の測定

　LA の測定は従来凝固法により実施されてきたが，最近 LA の真の抗原はプロトロンビン（prothrombin, PT）であることが次第に明らかになってきたため，PT を抗原として使用し，ELISA で検出する試みがある．
　しかも興味あることに，この抗体には少なくとも，フォスファチジルセリン/カルシウム依存性を示す PT に対する抗体と，PT そのものに対する抗体との2種類あることが，ほぼ確認されている．
　またトロンボプラスチンを抗原として使用する ELISA も開発され，この成

績は LA とよく一致するとの報告もある．また Atsumi らは抗フォスファチジルセリン/PT 抗体の成績と LA との成績（dRVVT で測定）はよく相関し，血栓症のリスクマーカーとして有用であると述べているが，相関しないとの報告もある．

これら ELISA による LA の検出法は，いまだ正式に認められた方法ではなく，しかも凝固法で LA が陽性と判定された場合でも ELISA で陽性とは限らず，またその逆のこともあるので，その使用法ならびに臨床的意義の判定については今後の課題で，慎重さが要求されよう．しかし，抗リン脂質抗体の本質を究明するなどの手段として今後多用される可能性は大いにあるので，ここにその測定法を述べる．

(1) 抗トロンボプラスチン抗体測定法（Font J, et al）

1．ELISA 用プレート（Nunc）のウエルにエタノールに溶解（1：20）したウシトロンボプラスチン（thrombofax）を 30 μl/well 添加する．
2．4°Cで一晩放置し，乾燥する．
3．10%ウシ胎児血清 200 μl 添加し，2 時間放置して未反応部分をブロックする．
4．PBS（pH 7.2）に溶解（1：100）した poly L-lysine で 3 回洗浄する．
5．ウシ胎児血清/PBS で稀釈した検体（患者，正常コントロール血清）（1：100）100 μl を添加し 1 時間室温で反応後，16 時間 4°C出反応させる．なおブランクコントロールとしてウシ胎児血清/PBS を添加する．
6．PBS で洗浄後，抗ヒト IgG（IgM）ヒツジ抗血清（1：2000）を 100 μl 添加し，37°Cで 2 時間反応する．
7．PBS で洗浄後，アルカリフォスファターゼ標識抗ヒツジ IgG ウサギ抗体（1：1000）を 100 μl 添加し，25°C 1 時間加湿器の中で反応する．
8．洗浄後，p-nitrophenyl phosphate（1 mg/1 ml in diethanolamine 緩衝液，pH 9.8）100 μl 添加し，おおいをして室温で 2 時間反応後，3 MNaOH（50 μl）で反応を止める．
9．405 nm で吸光度（OD）を測定し，結合指数を以下の式で求め IgG は 2.3 以上，IgM は 2.35 以上を示した場合，本抗体陽性とする．
結合指数＝検体ＯＤ－コントロールＯＤ/プール正常血清ＯＤ－コントロールＯＤ

(2) 抗プロトロンビン抗体測定法（フォスファチジルセリン/カルシウム依存性）

(Matsuda J, et al.を改変)

1. ELISA 用プレート（Dynatech, USA）にフォスファチジルセリン（50 μg/ml）を 50 μl 添加して 4°C で一晩放置する．
2. PT（10 μg/ml）(Enzyme Research Laboratory, USA) あるいは検体希釈に使用するカルシウム含有 Tris/NaCl/アルブミン緩衝液（ブランク）を 50 μl を添加し，15 分間放置する．
3. ウシアルブミンでブロックしたのち，カルシウム含有 Tris/NaCl 緩衝液で洗浄する．
4. 検体（上記緩衝液で 1：100 に希釈）を 50 μl 添加し，90 分反応する．
5. 緩衝液で洗浄後，抗ヒト IgG ヒツジ抗血清（上記緩衝液で 1：500 に希釈）を 50 μl 添加し，37°C で 90 分反応する．
6. 洗浄後，p-nitrophenyl phosphate（1 mg/1 ml in diehtanolamine 緩衝液，pH 9.8）100 μl 添加しおおいをして室温で 2 時間反応後，3 M NaOH（50 μl）で反応を止める．
7. 403 nm で吸光度（OD）を測定し，健康コントロールの平均値＋2〜3 SD 以上を陽性とする．

(3) 抗プロトロンビン抗体測定法（γ線照射プレート使用）

(Arvieux J, et al.)

1. γ線照射 ELISA プレート（10〜20 KGy, Nunc Maxisoap）のウエルに PBS (pH 7.4) 緩衝液に溶解した 80 μl の PT（5 μg/ml）を添加し，4°C で一晩放置する．
2. PBS/Tween（0.1% Tween）緩衝液で 3 回洗浄する．
3. PBS/Tween/BSA（0.1% bovine serum albumin）緩衝液で 1 時間，20°C で未反応部分をブロックする．
4. 検体（血清，血漿）100 μl（PBS/Tween/BSA で 100 倍希釈）を PT 結合ウエル，ならびにプロトロンビン未添加ウエル（PBS/Tween/BSA でブロックのみしたウエル—バックグラウンドコントロール）に添加し，20°C で 1 時間反応させる．
5. 洗浄後，100 μl のアルカリフォスファターゼ標識抗ヒト IgG（PBS/

Tween/BSA で 7,500 倍希釈）または IgM（同じく 2,000 倍）ヒツジ抗血清を添加し，20°C で 1 時間反応させる．

6．洗浄後，100 μl の p-nitrophenylphosphate 溶液を添加して発色させ，OD 405 nm で吸光度を測定する．この際，コントロールウエルの吸光度を差し引いて値を求める．

なお Akimoto らは，偽陽性あるいは偽陰性をさけて APT を正確に検出するための条件を検討した結果，緩衝液には Tween 20 を含むトリス緩衝液を使用し，γ線照射した ELISA プレートにプロトロンビンを吸着させることがもっとも重要であることを報告している．さらに興味あることは，分解した PT を使用すると aPT が反応しないので，インタクトな PT を使用することも大切であることも述べているので，aPT 検出 ELISA 確立の際参考になろう．

(3) 活性化プロテインC（Resistance to Activated protein C, RPC）抵抗性とLA との鑑別

RPC とは，リン脂質依存性凝固検査において，血漿に活性化プロテインCを添加した場合でも，正常人では延長するはずの凝固時間が延長しない状態をさす．

凝固第V因子遺伝子の Arg 506 が Gln（FV 506 Q, Factor V Leiden と称する）に変異して生じる，家族性に発症する凝固異常症であり，Dahlback らによって報告された（Dahlbäck B, et al）．

Factor V Leiden は，通常トロンビンで活性化するが，活性化プロテインCによる不活化には抵抗性を示し，よって血栓症のリスクファクターとなる．

外国では血栓症の最も多い遺伝性リスクファクターとして知られ，本因子陽性患者の 15～20％前後に静脈血栓症が合併するが，動脈には生じない．白人の約 15％が本因子のキャリアといわれるが，日本人には今のところ報告はないので，本因子の遺伝子出現には人種差があることが推察される．

RPC はリン脂質依存性凝固試験で検査するため，LA が陽性の患者でも陽性反応を示すので，日本ではともかく，白人の多い社会においては，RPC との鑑別が時に問題となることがあった．

Exner らによって，LA の影響を極力避ける目的で，検体血漿を希釈したり，リン脂質濃度を濃くしたりする工夫もされた．確かに Dizon-Townson らの報告では，RPC が原因で血栓症を合併する LA 陽性患者は多くないものの，これ

らの検査上の工夫のみでは必ずしも満足する結果は得られなかった．

このような問題点を解決する目的で，Galliらは，LA陽性の82例の患者を対象に，2種の凝固検査を使用して，この検査のRPCに対する特異性，鋭敏性を検討した．

2種の検査は，1. 第V因子欠乏血漿と組織因子使用し，検体を40倍に希釈して検査する方法(Leらの方法)，2. dRVVTを用い，高濃度のリン脂質を使用する方法で，いずれもLAの検出感度が低い，とされた方法である．

82例の患者のうち，polymerase chain reaction (PCR)法で3例がheterozygousのRPC陽性であることが確認されたが，種々検討の結果，第二番目のdRVVTに基づく方法(Exnerらの方法，1995)が，RPC検出法として特異性，鋭敏性に優れることがわかった．

また両方が陰性の場合は，RPCである可能性はほとんどなく，両方が陽性の場合は，念のためPCR法により，RPCであることを確認すべきであるとしている．

日本人にはまれ，あるいは存在しないと推察されるRPCであるが，凝固検査で疑わしい結果が出た場合は，以上の報告を参考にして検索を進めるとよいであろう．

(4) LAの標準血清

LAの検査法に関しては，多くの問題点が指摘されている．とりわけ，検査技師の技術の習熟度により，結果が大きく左右される検査であることがまず挙げられるが，さらにどの凝固検査を組み合わせて実施するか，あるいはどの程度凝固時間が延長した場合陽性と判定するかなどが問題となる．標準血漿の作成は保存法の問題などがあり難しいので，ことさらこの問題の解決を困難にしている．

aCL検出用ELISAに関しては，標準血清がHarrisらによって有償で配布されており，aCLのデータを世界的レベルで比較する上で，非常な貢献をしている．

もっともこの標準血清は，あくまで従来のいわゆるリン脂質，特にカルジオリピンに対する抗体の検出を目的としたELISA用の標準血清であり，cofactorとしてのβ_2-GPIの関与に関しては一切配慮していない標準血清である，ということが問題として残ることは事実である．

しかしLAに関しては，いまだ標準血清が整備されておらず，したがって，LAの検出率も施設により大きく異なり，施設間でのデータの客観的な比較は非常に困難な状況にある．

これはLAを凝固法で検出する限り，解決できない点といえるが，最近monoclonal抗β_2-GPI抗体を標準血清として使用する試みがArnoutらによって報告された．

彼らは，monoclonal抗β_2-GPI抗体を作製し，そのうちLA活性を有する抗β_2-GPI抗体をLAの標準物質として使用し，dAPTT, dRVVT, KCT, プロトロンビン時間などを駆使して検討した．

その結果，再現性は良好で，このmonoclonal抗β_2-GPI抗体は，LAの標準血清として使用可能であることを示唆している．

われわれはLAの標準物質作製の目的ではなく，別の実験を進める上での必要性から，マウス由来monoclonal抗β_2-GPI抗体を使用して，同様の検討をしたことがある．しかしその当時の検討では，抗β_2-GPI抗体にLA活性が存在することは確認できたものの，LA標準物質としては再現性が非常に悪い成績が得られ，当該研究を中断した経験がある．

Arnoutらの報告と異なる成績が得られたのは，使用した抗β_2-GPI抗体のターゲットとするエピトープの相違や手技上の問題などが考えられるが，現時点では不明である．

よって抗β_2-GPI抗体をLAの標準物質として使用するには，各施設でこの点を十分確認したうえで採用する必要があろう．

文献

1) Akimoto T, et al：Detergent and antigen fragility affect the ELISA for-measurment of anti-prothrombin autoantibodies. J Rheumatol 26：580-587, 1999.
2) Atsumi T, et al：Association of auto antibodies against the phosphatidyl serine-prothrombin complex with manifestations of the antiphospholipid syndrome and with the presence of lupus anticoagulant. Arthrit Rheum 43：1982-1993, 2000.
3) Arnout J, et al：Monoclonal antibodies against beta-2-glucoprotein I：Use as reference material for lupus anticoagulant tests. Thromb Haemost 79：955-958, 1998.
4) Arvieux J, et al：Development of an ELISA for autoantibodies to prothrom-

bin showing their prevalence in patients with lupus anticoagulants. Thromb-Haemost 74 : 1120-1125, 1995.
5) Brandt JT, et al : Criteria for the diagnosis of lupus anticoagulants : an update. On behalf of the subcommittee on lupus anticoagulant/antiphospholipid antibody of the scientific and standadisation committee of the ISTH. Thromb Hameost 74 : 1185-1190, 1995.
6) Dahlback B, et al : Familial thrombopilia due to a previously unrecognized-mechanism characterized by poor anticoagulant response to activated proteinC : prediction of a cofactor to activated protein C. Proc Natl Acad Sci USA 90 : 1004-1008, 1993.
7) Dizon-Townson D, et al : The factor V Leiden mutation which predisposes to thrombosis is not common in patients with antiphospholipid antibodies. Throm Haemost 74 : 1029-1031, 1995.
8) Exner T, et al : Guidelines for testing and revised criteria for lupus anticoagulants. SSC subcommittee for the standardization of lupus anticoagulants. Thromb Haemost. 65 : 320-322, 1991.
9) Exner T, et al : Improved aPC-resistance method based on a Russell viper-venom clotting test. Thrmob Haemost 73 : 119, 1995.
10) Font J, et al : Antibodies to thromboplastin in systemic lupus erythematosus : isotype distribution and clinical significance in a series of 92 patients. Throm Res 86 : 37-48, 1997.
11) Galli M, et al : Congenital resistance to activated protein C in patients with lupus anticoagulants : Evaluation of two functional assays. Thromb Haemost 80 : 246-249, 1998.
12) Galli M, et al : Lupus anticoagulants and thrombosis : Clinical association of different coagulation and immunologie tests, Thromb Haemost 84 : 1012-1016, 2000.
13) Lawrie AS, et al : The sensitivity and specificity of commercial reagents for the detection of lupus anticoagulant show marked differences in performance between photo-optical and mechanical coagulometers. Thromb Haemost 81 : 758-762, 1999.
14) Matsuda J, et al : Phosphatidyl serine dependent antiprothrombin antibody is exclusive to patients with lupus anticoagulant. Brit J Rheum 35 : 589-591, 1996.
15) Triplett DA : Use of the dilute Russell Viper Venom time (dRVVT) : Its importance and pitfalls, J Autoimmune 15 : 173-178, 2000.

VI. その他の注目される aPL 関連自己抗体

1. 抗フォスファチジルエタノラミン抗体
　（anti-phosphatidyl ethanolamine antibody）

　リン脂質の一種であるフォスファチジルエタノラミン（phosphatidylethanolamine, PE）に対する抗体に関しては，抗カルジオリピン抗体，あるいはループスアンチコアグラントの稿で述べるべきであるが，混乱を招く恐れがあるため，あえてここに抗フォスファチジルエタノラミン抗体（antiphosphatidyl ethanolamine, aPE）の稿を設けて記述することにする．

　PE が抗リン脂質抗体との関連で登場したのは，Rauch（1989）らの報告である．

　彼らは monoclonal ループスアンチコアグラント（LA）抗体が活性化部分トロンボプラスチン時間（APTT）を延長し，しかもこの延長が通常の二面体（bilayer）の PE（L-αpalmitoyl-2-oleoyl phosphatidylethanolamine, POPE）ではなく，6個のシリンダー状の脂質からなる Hexagonal（II）phase の PE（L-a-dioeoyl phosphatidylethanolamine, DOPE）（図8）により，特異的に阻止されることを発見した．

　さらに Rauch らは卵由来の Hexagonal（II）phase PE を使用し APTT にて検討した結果，LA といわゆる LA と紛らわしいインヒビターとの鑑別が可能であることを報告した．

　このようにして，PE は LA に特異的なリン脂質，恐らくは LA のターゲット抗原である可能性を示唆した．

　その後，6例の患者から分離した LA 活性を有する IgG は，Hexagonal（II）PE により活性が阻止されるが，その際プロトロンビン（PT）が共存しないとこの作用はなく，PT がその作用発現に必要であることを確認した（Rauch, 1998）．

a. bilayer phase

b. Hexagonal II phase

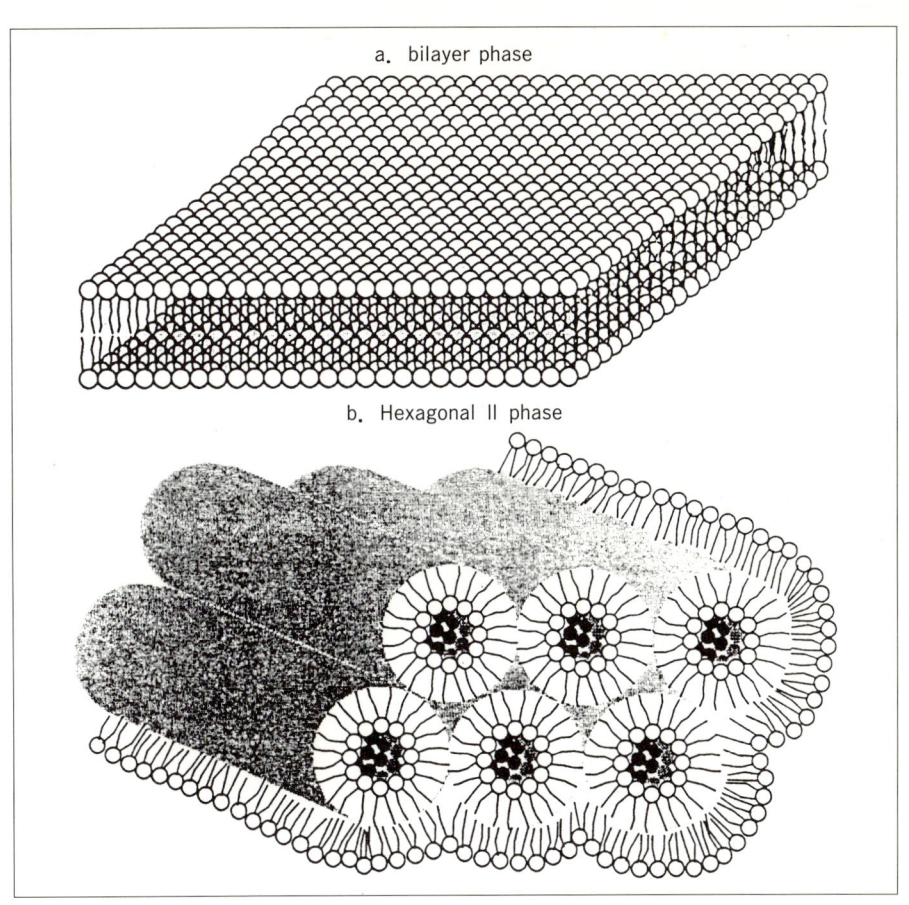

図8 フォスファチジルエタノラミンの各種構造
(Rauch, J et al. Thromb Haemost 62：892, 1989)

　以上より，LAにはHexagonal（II）PEによりPT依存性に活性を抑制されるサブセットが存在すること，またこのようなLAは恐らくは，PEとPTとの複合体に対する抗体であると推察した．

　また彼らはbilayerとhexagonal（II）のPEを各々マウスに免疫して検討した結果，hexagonal（II）のPEで免疫して得た抗体のみが，PEだけではなくカルジオリピンにも交差反応し，かつLA活性を示すことを確認した（Rauch, 1990）．これらのことから，生体膜の再構築の際にhexagonal（II）型のリン脂質が生じ，これが抗リン脂質抗体産生をもたらすものと推察している．

これを受けて，Triplet らは Hexagonal (II) phase の PE を使用する中和反応を開発し，これが LA の特異的な確認試験法として応用可能であることを確認した．LA の確認検査としてキットとして発売されているスタクロット LA (Staclot-LA, Stago, 日本ロッシュ) は，基本的にはこの Triplett らの報告した事実に基づいて開発された LA 確認用試薬キットである．

　さてこのように，LA のターゲット抗原の一部が Hexagonal (II) phase PE である可能性が高まったので，これを確認するために，Hexagonal (II) phase PE を抗原に使用する ELISA が開発され，検討された．

　しかしその陽性率は，報告者により大きく異なり，非常に低いものから最高 64％ に検出されたとするものまで，ばらつきがあり，しかも LA との相関も必ずしも確認されていない．

　Dourvalaksi らは測定系の相違にこの原因があると推察して，使用するプレートや緩衝液，PE の種類，使用する濃度などの基礎的検討を行い，最善の aPE 測定システムを開発，改めて aPE と LA の連関を検討した．

　Hexagonal (II) phase PE のソースとしては，卵 PE を使用した結果，やはり LA 陽性検体と aPE 陽性検体との成績は必ずしも一致しなかった．よって aPTT と aPE とは重複する部分もあるが，厳密には異なった抗リン脂質抗体のポピュレーションを測定しているものと推察している．

　この相違を測定方法ではなく，aPE のターゲット抗原側から検討した Sugi らの報告がある．

　彼らによると，aPE の真のターゲット抗原は PE ではなく PE に結合する凝固因子であり，それらは高分子キニノゲン，低分子キニノゲン，および両者と第XI 凝固因子，プレカリクレインの結合物であることを確認した．しかもキニノゲン依存性 aPE は，トロンビン誘導血小板凝集を増強する機能があるらしい．

　これらの関係は，カルジオリピンと β_2-glycoprotein I (β_2-GP I) との関連を彷彿とさせるが，これら凝固関連因子がさしずめ cofactor に当たるのかもしれない．

　特に興味があることは，種々検討の結果，LA や β_2-GP I 依存性 aCL に比べて，aPE が早期の習慣流産により重要な危険因子であることを確認したことである．

　Gris らも抗 β_2-GP I 抗体，抗アネキシン抗体，LA とともに IgM aPE は習

慣流産のマーカーとして重要であるとしている．なお，Sugi の仕事を中心に review した McIntyre の総説がある．aPE を ELISA で検出するコツなどを含め一読に値する論文である

　以上の報告については，さらなる検討が必要であろうが，これが事実であるとすれば，抗リン脂質抗体症候群に関連した新しい危険予知マーカーが登場したことになり，これら合併症に対して臨床的に早期の対応が可能で，患者にとって有益なデータといえよう．

2．抗内皮抗体（Anti-endothelial cell antibody）

　抗内皮抗体に関しては，第Ⅷ章を参照されたい．

3．抗アネキシン抗体（anti-annexin antibody, aANX）

　aCL あるいは LA が，β_2-GP I，あるいはプロトロンビンに対する抗体であることがほぼ明らかとなったが，さらにはこれらがプロテイン S/C，トロンボモジュリンなどに対する抗体活性を有することが報告され，これが血栓症の原因の一つであるとの見方もある．

　特にリン脂質抗体陽性者でプロテイン S/C が低下しており，この多くは抗プロテイン S/C 抗体陽性であるとの成績もあるが，Matsuda ら（1994, C）の検討ではプロテイン S/C 抗原，活性とも抗リン脂質抗体陽性者で正常であった．

　さらに最近血栓症，とりわけ習慣早流産と aANX との関連が注目されている．

　annexin は lipocortin, thrombospondin, placental anticoagulant protein I などとも呼ばれる抗血栓性を有する生理的蛋白で，生体いずれの臓器，組織にも存在するが，とりわけ胎盤に豊富に含まれる．よって，妊娠を維持する胎盤循環にきわめて重要であることが推察され，抗リン脂質抗体とともにこれに対する抗体が習慣流早産に関与することも推察に難くない．

　現に，流早産の既往を有する患者に胎盤と反応する抗体が存在し，また apoptosis をもたらすことが報告されている（Nakamura）．さらには流早産，

あるいは妊娠中毒症の既往を有する患者,あるいは抗リン脂質抗体陽性患者の20〜50％に aANX が存在するとの報告もある(Matsuda J, et al, 1994-a, 1994-b).

もっとも正常妊娠,出産を経験した一部の健常女性でも aANX が陽性であったことなどから,この抗体に直ちに病的意義を求めることはできない.しかし,われわれは抗リン脂質抗体陰性で aANX のみ陽性の SLE 患者が,妊娠経過中血液凝固線溶検査上次第に pre DIC 所見を呈する事例を経験した.副腎皮質ステロイド増量,ならびにアスピリン投与により無事出産した.Kaburakiらもその後 aANX が動静脈血栓症や習慣流産と密接な関係があることを確認している.このような事実から見て,今後は抗リン脂質抗体のみならず,aANX を新しい血栓症のリスクマーカーとして認識すべきであろう.

4. 抗酸化 LDL 抗体 (antioxidized low density lipoportein antibody)

low density lipoprotein は,動脈硬化と密接な関係が指摘されているが,これには LDL の単球/マクロファージや内皮への取り込みと,単級/マクロファージの foam cell 形成が必要で,これを効率よく誘導するためには,LDL が修飾,すなわち酸化をうけることが必要である.

酸化された LDL は最終的に内皮に動脈硬化病変を惹起するが,さらに内皮上に tissue factor などを誘導し,内皮障害をもたらすと考えられる.

最近,酸化 LDL に対する抗体が,さらなる動脈硬化の進展に重要な役割を演じることが次第に解ってきた.しかもこの抗酸化 LDL 抗体は,動脈硬化を有する患者のみならず,健常者,とりわけ喫煙者や高齢者にも存在することも判明した.

さらには Vaarala らは,aCL と抗酸化 LDL 抗体とが交叉反応をすることを報告した.すなわち SLE 61 例中 47 例(80％)で抗酸化 LDL 抗体が,また 28 例(46％)が aCL 陽性であったという.もっとも両者の濃度の相関は低かったが($p<0.485$),酸化 LDL 添加により ELISA によるカルジオリピンへの aCL の反応が 16/21 例で阻止されたことから,両者は交叉反応をするものと推察した.

また Matsuura らは，β_2-GPI に酸化 LDL が特異的に反応し，しかもこの結合物に対し，aCL が反応することを見いだしている．

よって，酸化 LDL あるいは抗酸化 LDL 抗体は，aCL の血栓形成の補助因子あるいはその原因，あるいは結果としての動脈硬化病変の形成因子として重要な役割を演じているとも考えられ，今後の研究の進展が待たれる．

5．抗トロンボモジュリン抗体 (antithrombomodulin antibody)

線溶系因子を始め，抗血栓性に働く多くの因子が発見，報告されているが，プロテインC/S系，アンチトロンビンIIIとともに，トロンボモジュリン(thrombomodulin) も重要な抗血栓性因子である．

トロンボモジュリンは，内皮細胞に存在する糖蛋白質で，トロンビンレセプターとして機能している．

トロンビンがトロンボモジュリンに結合すると，トロンビンの凝固活性は失活するとともに，トロンビン/トロンボモジュリン複合体は，プロテインCを活性化する．

活性化プロテインCは，プロテインSとともに，血液凝固第V因子，第VIII因子を不活化すると共に，抗凝固活性を発揮する．

aPL 陽性者でしばしば血栓症が合併するのは，aPL が凝固因子を活性化することが考えられる．さらには抗血栓性因子の作用を阻害するためとも推察され，とりわけ aPL がトロンボモジュリンに対する抗体活性を有する可能性を示唆する．

このような観点から，Haruta らは，New Zealand black×New Zealand white F1mice から myeloma 細胞をハイブリダイズして産生した monoclonal aCL を使用して，トロンボモジュリンへの反応性を検討した．

その結果，得られた 18 種のうち，4 種の monoclonal aCL がトロンボモジュリンおよび，トロンビンの反応部位と考えられているトロンボモジュリンの構成分である第5 epidermal growth factor-like domain (EGF-5) に反応した．

さらにはこれらの aCL は，培養血管内皮細胞上のトロンボモジュリンに反応し，しかも内皮上のトロンボモジュリンの発現を減少させた．

これらの aCL は，カルジオリピン/β_2-GP I に対しては反応しなかったことが，若干気になるが，いずれにせよこれらの aCL が抗血栓性因子として重要なトロンボモジュリン，とりわけトロンビン結合部位である EGF-5 に反応して，トロンボモジュリン/トロンビン複合体形成を阻止して，aPL 陽性者に血栓をもたらすものと推察している．

　もっとも 1992 年に Gibson らが，使用する緩衝液の pH あるいは塩濃度，プレートのブロッキング蛋白，あるいは検体希釈倍数その他の詳細な基礎的検討から確立した ELISA を使用して，LA 陽性 113 例を対象に抗トロンボモジュリン抗体の検出を試みたが，全て陰性であったとの報告があり，さらに今後の検討が待たれる．

6．抗トロンボプラスチン抗体
（antithromboplastin antibody）

　ループスアンチコアグラント（LA）を測定する際使用するリン脂質トロンボプラスチンを抗原に使用して，全身性エリテマトーデス患者を対象に抗トロンボプラスチン抗体(aTP)を ELISA で検索し，LA との相関を検討した Font らの報告がある（Font J, et al）．

　以前にも，ELISA を使用した aTP の検討結果が Branch ら，Ankri らより報告されている．しかし，Branch らはヒトの脳から抽出したトロンボプラスチンを使用しており，問題がある．また Ankri らは血小板由来の脂質を使用しており，検出した aTP は，Font らのウシトロンボプラスチンを使用する ELISA の成績とは異なる可能性もあろう．

　Font らによると，aTP は 32/92 例(35%)で陽性で，うち IgG-aTP と IgM-aTP が 14% に，また IgA-aTP は 7% で陽性であったという．

　興味あることは，aTP 陽性者 32 例中 24 例が LA 陽性（75%）で，aTP 陰性 60 例中 LA 陽性であったのは，わずか 5 例（8%）であったことである．これは aTP と LA とが連関するとした Arnout らの成績とほぼ一致するものであった．

　さらに強調すべきは，IgG-aTP 陽性者では，血栓症，血小板減少，習慣流産が，また IgM-aTP 陽性者では溶血性貧血の頻度が有意に高かった．

以上より，LAは凝固法で検出するため，感度が低く，また再現性に劣ることなどから，aTPとLAとが必ずしも同一の抗リン脂質抗体ではないにせよ，aTP測定は，臨床的に有用であるとしている．

7．その他の抗体

　日常の抗リン脂質抗体検索において，抗リン脂質抗体測定法の標準法であるaCL測定キット（医学生物学研究所製）とβ_2-GP I 依存性aCL（ヤマサ醤油社製）とにおいて，同一患者で異なった成績が得られることがある．さらには自家製のβ_2-GP I そのものに対する抗体測定ELISAを使用して測定した結果も，同様に前2者のELISAとは大きく異なる結果が得られることがしばしばである．

　この原因は不明であるが，抗β_2-GP I 抗体とβ_2-GP I 依存性aCL，あるいはaCLとは，同じ抗リン脂質抗体であっても，すでに述べたように，異なったエピトープを認識している可能性がある．

　またaCLあるいはβ_2-GP I 依存性aCL測定時にプレートをブロッキングあるいは検体希釈にウシ，ウサギあるいはヒト血清を使用する場合，カルジオリピンあるいはカルジオリピン/β_2-GP I に対するものだけではなく，使用した血清の未知成分に対する抗体を検出する可能性もある．

　このような観点から，Arvieuxらは，β_2-GP I 依存性aCL陽性だが，γ線照射下プレートにコーティングしたβ_2-GP I には反応しない（抗β_2-GP I 抗体陰性）患者6例を対象に，これら患者の抗リン脂質抗体が血清蛋白のどの成分に対して反応するのかを検討した．

　β_2-GP I /カルジオリピンに反応した患者のIgG部分から，硫酸アンモニウム沈殿法，SDS-polyacrylamide gel 電気泳動法その他を駆使して分析した結果，これらはカルジオリピンと結合したβ_2-GP I 以外のcofactorと反応すること，しかもこれらを認識するcofactorは患者により異なることを見いだした．

　cofactorは3種類存在したが，アミノ酸分析結果より，これらはリポポリサッカライド，トロンビンにより修飾されたantithrombin III (AT III)，および補体のC4b-結合蛋白であることを確認した．

以上の結果より，抗リン脂質抗体の対応抗原は，血液凝固カスケード関連因子，炎症関連蛋白，あるいは補体システムなどかなり多様性があると推察している．

 Kondera-Anaszらも，妊婦に抗フィブリノゲン抗体を見いだして報告しているが，なぜこのように β_2-GP I や PT にとどまらず，その他の血漿タンパク成分に対して抗体が産生されるのかは不明のままである．患者個々によって産生する抗リン脂質抗体が異なる可能性もあろう．

 さらに今後の検討で，多種の血漿タンパク成分が対応抗原として同定されることが推察されるが，ただ単に新しい抗原を発見する努力だけでなく，これらが動静脈血栓症や流産などとどのような連関があるのかなど，臨床的意義について，さらに明確にする必要があろう．

文献

1) Ames PR, et al : Coagulation activation and fibrinolytic imbalance in subjects with idiopathic antiphospholipid antibodies—a crucial role for acquired free protein S deficiency. Thromb Haemost 76 : 190-194, 1996.
2) Ankria A, et al : Study of the antiphospholipid specificity of lupus anticoagulants (abstract). In Proceeding of the X international congress on thrombosis. Athens, Greece, 22, 1988.
3) Arnout J, et al : Detection of lupus-like anticoagulants by an enzyme-linked immunosorbent assay using a partial thromboplastin as antigen ; a comparative study. Thromb Haemost 64 : 26-31, 1990.
4) Arvieux J, et al : Some anticardiolipin antibodies recognize a combinationof phospholioids with thrombin-modified antithrombin, complementC 4 b-binding protein, and lipopolsaccharide binding protein. Blood 93 : 4248-4255, 1999.
5) Branch DW, et al : The demonstration of lupus anticoagulant by an enzymelinked immunosorbent assay. Clin Immunol Immunopathol 39 : 298-307, 1986.
6) Crowther MA, et al : Free protein S deficiency may be found in patients with antiphospholipid antibodies who do not have systemic lupus erythematosus. Thromb Haemost 76 : 689-691, 1996.
7) Dourvalakis KA & Buchanan RRC : Microtitre plate and assay buffer alter detectin of antiphosphatidyl ethanolamine antibodies in lupus anticoagulant positive plasma. Throm Res 94 : 205, 1999.
8) Font J, et al : Antibodies to thromboplastin in systemic lupus erythematosus : isotype distribution and clinical significance in a series of 92

patients. Thromb Res 86 : 37-48, 1997.
9) Gibson J, et al : Autoantibodies to thrombomodulin : Development of an enzyme immunoassay and a survery of their frequency in patients with the lupus anticoagulant. Thromb Haemost 67 : 507-509, 1992.
10) Gris J-C, et al : antiphospholipid and antiprotein syndromes in non-thrombotic, non-auto immune women with unexplained recurrent primary early foetal loss Thromb Haemost 84 : 228-236, 2000.
11) Haruta K, et al : Monoclonal anti-cardiolipin antibodies from New Zealand BlackxNew Zealand White F1 mice react to thrombomodulin. J Immunol 160 : 253-258, 1998.
12) Kaburaki J, et al : Clinical significance of anti-annexin V antibodies in patients with systemic lupus erythematosus. Am J Hematol 54 : 209-213, 1997.
13) Kondera-Anasz Z : Antibodies against fibrinogen in pregant women, in postdevivery women and in the nweborns. Thromb Haemost 79 : 963-968, 1998.
14) Matsuda J, et al : Anti-annexin V antibody in systemic lupus erythematosus patients with lupus anticoagulant and/or anticardiolipin antibody. Am J Hematol 47 : 56-58, 1994 (a).
15) Matsuda J, et al : Anti-annexin antibody in the sera of patients with habitual fetal loss or preeclampsia. Thromb Res 75 : 105-106, 1994 (b).
16) Matsuda J, et al : Plasma concentrations of total/free and functional protein S are not decreased in systemic lupus erythematosus patiens with antiphospholipid antibodies. Ann Hematol 69 : 311-315, 1994 (c).
17) Matsuura E, et al : Antiphospholipid antibodies and atherosclerosis. Lupus. 7 Suppl 2 : S 135-139, 1998.
18) McIntyre JA & Wagenknecht DR : Antiphosphatidylethanolamine (aPE) antibodies : a suruey, J Autoimmun 15 : 185-193, 2000.
19) Rauch J, et al : Distinguishing plasma lupus anticoagulants from anti-factor antibodies using hexagonal (II) phase phospholipids. Thromb Hameost 62 : 892-896, 1989.
20) Rauch J, et al : Human hybridoma lupus anticoagulants distinguish betweenlamellar and hexagonal phase lipid systems. J Biol Chem 261 : 9672-9677, 1986.
21) Rauch J & Janoff AS : Phosphlipid in the hexagonal II phase is immunogenic : evidence for immunorecognition of nonbilayer lipid phases in vivo. Proc Natl Acaqd Sci USA 87 : 4112-4114, 1990.
22) Rauch J, et al : Inhibition of lupus anticoagulant activity by hexagonal phase

phosphatidylethanolamine in the presence of prothrombin. Thromb Haemost 80：936-941, 1998.

23) Seriolo B, et al：Association between acquired free protein S deficiency, anticardiolipin antibodies, and thrombotic events in rheumatoid arthritis. J Rheumatol 25：2281-2282, 1998.

24) Sugi R & McIntyre JA：Phosphatidylethanolamine induces specific conformatinal changes in the kininogens recognizable by antiphosphatidylethanolamine antibodies. Thromb Haemost 76：354-360, 1996.

25) Sugi T & McIntyre JA：Autoantibodies to kininogen-phosphatidylethanolamine complexes augment thrombin induced platelet aggregation. Thromb Res 84：97-109, 1996.

26) Sugi T, et al：Prevalence and hterogenity of antiphosphatidyl ethanolamine antibodies in patients with recurrent early pregnancy losses. Fertil Steril 71：1060-1065, 1999.

27) Triplett DA：A hexagonal (II) phase phospholipid neutralization assay for lupus anticagulant identification. Thromb Haemost 70：787-793, 1993.

28) Vaarala O, et al：Crossreaction between antibodies to oxidised low density lipoprotein and to cardiolipin in systemic lupus erythematosus. Lancet. 341：923-925, 1993.

VII. 抗リン脂質抗体の産生機序

　膠原病を始めとする各種自己免疫疾患で出現する多種多様の自己抗体産生機序に関して全く不明であると同様，aPL がいかにして産生されるかに関しては，いまだ判明していない．一部では，HLA などにも関連した遺伝的素因や連関などが推察されているものの，確定した説はない．

　Toreponema pallidum (TP) に感染した梅毒患者にも β_2-GP I 非依存性 aCL が出現する．この抗体の病的意義や抗体の本質は，β_2-GP I 依存性 aCL や LA などの，いわゆる抗リン脂質抗体症候群や SLE などで出現する aPL とは異なるものの，この事実から，何らかの病原微生物が，aPL 産生に関与することが推察されてきた．

　現に TP 感染のみならず，他の細菌，ウイルス，真菌などの感染症でも aCL を始めとする aPL が陽性となることが報告されている．

　Vaarala らは，グラム陽性ならびにグラム陰性菌感染症患者を検索し，感染した菌種にかかわらずその 80％に aCL が陽性であることを確認した．その結果より aPL の産生の要因として，これら病原微生物の菌体成分である lipopolysaccharide などが重要な働きをしているものと推察した．

　また Facer らは原虫の熱帯熱マラリア (*Plasmodium falciparum*) あるいは三日熱マラリア (*Plasmodium vivax*) 感染患者において，高率に aCL を検出，しかもそれらは β_2-GP I 依存性の aCL も含まれていたという．

　Cheng らは，感染症の存在が否定できる健康人の唾液に注目し，IgA 型の aCL を測定したところ，高率に aCL が存在することを確認した．しかも興味あることに，この aCL はグラム陰性菌あるいは lipopolysaccharide と交叉反応することをも見いだした．

　これらの所見から，彼らは，口腔内の顕性あるいは不顕性感染により aCL が産生され，しかも IgA 型であることより，この抗体は lipopolysaccharide を有する細菌の侵入を局所的に阻止する働きをしていると推察した．

血友病患者は，筋肉や関節内への反復する出血を止血するために，ヒト由来の抗血友病製剤を反復輸注してきたが，これら従来の製剤は加熱操作やdetergent処理などによるウイルス不活化，除去処理はされていなかった（非加熱製剤）．

一方現在使用されている血液製剤はすべて加熱や化学処理，クロマトグラフィーなどによる処理がされており，B，C型肝炎ウイルスやHIVなど既知のウイルスの感染は無くなったと考えられる．もっとも一部の製剤にアルブミンが添加されていて，このためプリオンやその他の未知のウイルス，蛋白が混入している可能性はいまだ否定できない．

さてこの古いタイプの非加熱製剤中にC型肝炎ウイルスが混入していたために，この製剤で治療をうけた血友病患者の100％近くがC型肝炎ウイルスに感染していることが判明している．

Al-Saeedらの検討では，HIV/C型肝炎ウイルス重感染している患者（4/18例，22％）よりも，C型肝炎ウイルス単独感染患者（8/26例，31％）の方が，aCLの陽性率が高いことを見いだし，aCLの産生にC型肝炎ウイルスが重要な役割を演じている，と報告した．

またSthoegerらも，HCV陽性患者48例中21例（44％）にaCLが陽性であったと報告しており，Matsudaら（1995）も，インターフェロン治療を受けた前後のHCV陽性慢性肝炎患者を対象にaCLをはじめとする抗リン脂質抗体を測定し，対象患者に比し抗リン脂質抗体陽性率が高いことを確認している．

しかし，Gotoh & Matsudaらは32例のHIV/C型肝炎ウイルス陽性血友病患者および30例のHIV陽性/C型肝炎ウイルス陰性非血友病患者，および33例のC型肝炎ウイルス陽性非血友病患者を対象に同様の検討をした．その結果，HIV陽性者のβ_2-GPI依存aCL陽性率は40％（25/62）で，C型肝炎ウイルスのみ陽性群ではわずか6％（2/33）であった．ちなみに，同時に検索したHTLV-1陽性患者のaCL陽性率は20％（6/30）であった．

以上の結果より，Al-Saeedらとは異なり，Gotohらはβ_2-GPI依存性aCLの誘導は，C型肝炎ウイルスも重要な働きをするが，HIVがさらにより強力な抗リン脂質抗体誘導作用を有する（あるいはHCVと競合または増強作用を有するのかもしれない）と推察している．

なおSthoegerらが検討した症例のうちクリオグロブリンが陽性であった2/3例でクリオグロブリン中にaCLが検出されたという．

確かにHCV陽性者ではクリオグロブリンの陽性率は高く，これが補体のcold activation，すなわち肝障害が著明でないにも関わらず血清補体が低値の原因であることが判明している．しかしこのクリオグロブリンの本態はHCV-抗HCV抗体であると考えられており，Matsudaら（1994）もこれを確認しているが，Sthoegerらの言うように，HCV陽性者でのクリオグロブリンの本体がaCLの免疫複合体であるとすれば，クリオグロブリン形成の機序に新たな説が加わることになり，今後検討を要する．

　なおHCVとは関係なく，抗リン脂質抗体陽性患者中にβ_2-glycoprotein I（β_2-GPI）/抗β_2-GPI抗体を本体とする免疫複合体が存在するとの報告がある．

　Georgeらは，38例のSLEを対象に検討を加えた結果，14例（36.8%）の患者で抗β_2-GPI抗体が陽性であり，そのうち10例（26.3%）にDot blot法により，β_2-GPI/抗β_2-GPI抗体免疫複合体が検出されたという．興味あることは，免疫複合体量と血小板減少症，静脈血栓症と正の相関があり，またlipoporotein A［Lp（a）］が高い症例ほど免疫複合体量も高値だったという．

　またBiasioloらは，ELISAを応用したβ_2-GPIの免疫複合体検出法を確立して，免疫複合体の有無を検討した．その結果，抗リン脂質抗体症候群患者16例では，免疫複合体は検出されなかったが，抗β_2-GPI抗体陰性の他の自己免疫疾患患者14例では，高いレベルのβ_2-GPI免疫複合体が検出された．以上の結果から著者らは，抗リン脂質抗体症候群患者では他の自己免疫疾患患者の抗β_2-GPI抗体とは異なり，β_2-GPIとの結合力が弱いため，免疫複合体を形成せずに血中を流れているものと推察している．この推察は抗β_2-GPI抗体はβ_2-GPIに対する結合能が低いため，この抗体の検出の可否は，プレート上に結合しているβ_2-GPI濃度に依存するとしたRoubeyらの考えを支持するものといえよう．

　さてHIV感染者にはaCLやLAなどaPLが高頻度に産生されるとの報告が多いが，なぜ重篤な免疫不全症であるHIV感染者にaPLが高頻度で産生されるのであろうか．

　これに明確な答えを出すのは難しいが，一つの考え方として，HIVは自己免疫疾患であるため，との説が興味深い．

　欧米ではしばしばこのようなケースが報告されている．すなわち典型的なSLEの臨床症状や検査所見を有して受診する患者のうち，治療への反応や臨床

経過が SLE として非定型的な症例が存在する.

これら患者の HIV 抗体をたまたま検査してみると確実な陽性で,実はエイズを SLE と誤診していたことが明らかとなった.

SLE のみではなく,シェグレン症候群などその他の膠原病や自己免疫疾患類似の症候を呈する患者も報告されている.

HIV 感染者が自己免疫疾患類似の症状を呈するのは,恐らくは重篤な免疫不全状態に陥り,自己の免疫監視機構の乱れを生じ,その結果自己抗体の産生その他が招来されるためではないだろうか.

さて Gotoh ら (1996) は,以上のような臨床的事実を踏まえて,菌体成分を動物に免疫して果たして aPL が産生されるか否かを検討した.

グラム陰性菌ならびにグラム陽性菌菌体成分である,精製 lipopolysaccharide,lipid A,lipoteichoic acid を不完全アジュヴァントと混和して 4 カ月にわたり家兎に免疫した.

その結果,特に lipid A で免疫した家兎に,LA とともに β_2-GPI 依存性 aCL が産生されることを確認した.

lipid A はグラム陰性菌菌体成分の lipopolysaccharide の構成成分で,しかもほとんどの菌が有する成分であり,また菌体外膜に存在し,抗原性も強いことから,aPL 誘導性も高かったと考えられる.

以上の臨床的,ならびに実験的結果から見て,もちろん他の因子も関与しているであろうが,aPL が産生される一つの原因として,内在性あるいは外来性の細菌感染が大きな役割を演じていることが推察される.

これを裏付けるような論文が最近登場した (Gharavi EE ら,1999).

Gharavi らは β_2-GPI のリン脂質結合部位と相似性を有するウイルスおよび細菌の合成ペプチドをマウスに免疫した結果,aPL と抗 β_2GPI 抗体が産生されることを確認した.この成績より彼らは,リン脂質結合ウイルス,あるいは細菌蛋白は,β_2-GPI と同様の機能を発揮して,感染症患者に aPL 産正を誘導する可能性があると考えている.

もっともこのグループはすでに,β_2-GPI をウサギやマウスに免疫して産生した抗体の特性を検討した論文を発表している (Gharavi AE ら,1992).

すなわちカルジオリピンではなく,β_2-GPI を免疫して得られた抗体は,β_2-GPI のみならずカルジオリピンにも反応するという画期的な結果を得た.しかもこれらの抗体を β_2-GPI あるいはカルジオリピンリポゾームで吸収した上

清でも，おのおのカルジオリピンあるいは β_2-GPIに反応したので，交差反応はしないことを確認している．

この機序として，彼らは外因性の β_2-GPIと自己のリン脂質とが結合して免疫原性の免疫複合体を形成，これが生体を刺激して抗リン脂質抗体を産生するものと推察している．さらには，他のリン脂質結合性蛋白も同様に抗リン脂質抗体とともに β_2-GPI抗体を産生するものと彼らは予想して次の実験を行った．

β_2-GPIがリン脂質と結合する部位と同一構造を有するウイルスおよび細菌菌体合成成分を免疫して得た抗体は，彼らの予想どおり，リン脂質のみならず β_2-GPIにも反応することを確認した．

なお同様の操作で β_2-GPIを免疫して産生した抗リン脂質抗体が，免疫マウスに抗リン脂質抗体症候群をもたらすか否かを Silver らが検討したが，胎児死亡率や血小板減少などをもたらさなかったという．これとは全く相反する報告もあるが，同じ抗 β_2-GPI抗体にも，抗リン脂質抗体症候群をもたらすものと，そうでないものとが存在するのか，免疫により産生される抗 β_2-GPI抗体に，免疫動物に認識されたエピトープにより，病的な抗体とそうでない抗体が有る可能性などが考えられよう．

Rauch らは bilayer と hexagonal（II）のフォスファチジルエタノラミン（PE）をマウスに免疫したところ，hexagonal（II）の PE 免疫して産生された抗体のみが，PE だけではなくカルジオリピンにも交差反応し，かつ LA 活性を示すことを報告している（Rauch J, ら）．これらのことから，生体膜の再構築の際に hexagonal（II）型のリン脂質が生じ，これにより抗リン脂質抗体が産生されるものと考えた．

これらの成績を総合して抗リン脂質抗体が産生される機序を推察すると，以下のようになろう．

ウイルスや細菌の菌体成分であるリン脂質，もしくはそれらが有する β_2-GPI類似構造物質が生体に侵入して，何らかの修飾を受け，または代謝，変性したリン脂質，あるいは生理的蛋白質である β_2-GPIあるいはプロトロンビンなどと結合して新たな抗原性を獲得し，aPL 産生をもたらす図式が考えられよう．

あるいは，能動免疫によらなくとも，酸化やその他なんらかの機序で変性を受けた，あるいは流血中のアポトーシスや代謝などで変性したフリーのリン脂

表 8 自己免疫疾患モデルマウスで見られた抗リン脂質抗体症候群に関連した抗体ならびに臨床症状

種類	検出された抗リン脂質抗体	抗リン脂質抗体症候群関連症候
MRL/lpr	IgG aCL/aPL	脳血管閉塞
	IgM aCL	流死産
	IgG 3 増加（ヒトの IgG 2 に相当）	血小板減少
		脳神経系症状
(W/B) F I	IgG aCL/aPL（β-GP I 依存性,非依存性）	冠状動脈閉塞
		心筋梗塞
	抗 β-GP I 抗体	血小板減少
NZB	IgM 抗フォスファチジルコリン抗体	溶血性貧血
＊NOB	IgG 2a aCL（β-GP I 依存性,非依存性）	なし

＊糖尿病発症マウスで，SLE は発症しないが抗リン脂質抗体が検出されたとの報告がある．

質が β_2-GP I と結合した結果，異物認識をして抗体を産生する可能性もあろう．

　このように抗リン脂質抗体の産生には"主として，病原微生物"の関与が想定されるが，感染を受けた個体全てに aPL が産生されるわけではなく，そこには免疫監視機構の機能，遺伝的素因，環境因子の関与，あるいは菌種の相違など，多くの因子が複雑に連関しているものと思われる．また Yodfat らが IgG 型抗フォスファチジルセリン抗体をマウスに免疫して得た抗体が，抗リン脂質抗体と反応し，また免疫マウスには血小板減少症，胎児死亡，APTT の延長など，抗リン脂質抗体症候群類似の症候をもたらしたとの報告は，抗リン脂質抗体産生には idiotypic network の存在も関与している可能性を示唆しよう．

　また forbidden clone の存在，内因性ウイルスや，生体内外の病原微生物，とりわけ heat shock protein あるいは human immunodeficiency virus type-1 などのレトロウイルスなどの関与が，患者の分析や，実験結果などから推察されてはいるが決め手はない．

　別の項でも述べたが，最近 Bertolaccini らは，抗リン脂質抗体陽性イギリス人患者を対象に HLA class II と抗フォスファチジルセリン/抗プロトロンビン抗体との連関を検討した．

　その結果，抗フォスファチジルセリン/プロトロンビン抗体陽性者では，

HLA-DQB 1*0301/4；DRA 1*0301/2；DRB 1*04 ハプロタイプ保有者が多い傾向を見いだした．また DRB 1*0303 と抗 β_2-GP I 抗体との関連も示唆している．

これらのことは，各種後天的要因の他に遺伝に規定された要因が，抗リン脂質抗体産生に関連していることを物語る．

aCL や LA 陽性者に合併する多彩な症状，なかんずく血栓症の明確な機序と共に，日本人においてもこれが当てはまるか否かを含め，今後検討して解明すべき点である．

なお参考までに抗リン脂質抗体症候群関連症候を合併した SLE 自然発症マウスの特徴を表 8 にまとめた（Radway-Bright ら）．

文　献

1) al-Saeed A, et al：The development of antiphospholipid antibodies in haemophilia is linked to infection with hepatitis C. Br J Haematol 88：845-848, 1994.
2) Biasiolo A, et al：［Anti-β_2-glycoprotein I-β_2-glycoprotein I］immune complexes in patients with antiphospholipid syndrome and other autoimmune diseases. Lupus 8：121-126, 1999.
3) Bertolaccini ML, et al：Association of antiphosphatidylserin/prothrombin atuoantibodies with HLA class II genes. Arthritis Rheum 43：683-688, 2000.
4) Cheng HM & Khairullah NS：Induction of antiphospholipid autoantibody during cytomegalovirus infection. Clin Infect Dis, 25：1493-1494, 1997.
5) Facer CA & Agiostratidou G：High levels of anti-phospholipid antibodies in uncomplicated and severe Plasmodium falciparum and in P. vivax malaria. Clin Exp Immunol. 95：304-309, 1994.
6) Gharavi AE, et al：Induction of antiphospholipid antibodies by immunization with β_2-glycoprotein I (apolipoprotein H). J Clin Invest 90：1105-1109, 1992.
7) Gharavi EE, et al：Induction of antiphospholipid antibodies by immunization with synthetic viral and bacterial peptides. Lupus. 8：449-455, 1999.
8) George J, et al：β_2-glycoprotein I Containing immune-complexes in lupus patients：association with thrombocytopenia and lipoprotein (a) levels. Lupus 8：116-120, 1999.
9) Gotoh M & Matsuda J：Human immunodeficiency virus rather than hepatitis C virus infection is relevant to the development of an anti-cardiolipin antibody. Am J Hematol 50：220-222, 1995.
10) Gotoh M, et al：Induction of anticardiolipin antibody and/or lupus anticoagulant in rabbits by immunization with lipoteichoic acid, lipopolysac-

charide and lipid A. Lupus 5 : 593-597, 1996.
11) Matsuda J, et al : High prevalence of anti-phospholipid antibodies and antithyroglobulin antibody in patients with hepatitis C virus infection trated with interferon-α. Am J Gastroenterol 90 : 1138-1141, 1995.
12) Matsuda J, et al : Hepatitis C virus (HCV) RNA and human immunodeficiency virus (HIV) p 24 antigen in the cryoglobulin of hemophiliacs with HIV and/orHCV infection. Clin Infect Dis 18 : 832-833, 1994.
13) Radway-Bright EL, et al : Animal models of the antiphospholipid syndrome. Rheumatol 38 : 591-601, 1999.
14) Rauch J & Janoff AS : Phosphlipid in the hexagonal II phase is immunogenic : evidence for immunorecognition of non bilayer lipid phases in vivo. Proc Natl Acaqd Sci USA 87 : 4112-4114, 1990.
15) Roubey RAS, et al : "Anticardiolipin" autoantibodies recognize β_2-glycoprotein I in the absence of phospholipid. Importance of Ag density and bivalent binding. J Immunol 154 : 954-960, 1995.
16) Silver RM, et al : Induction of high levels of anticardiolipin antibodies in mice by immunizatin with β_2-glycoprotein I does not cause fetal death. Am J Obstet Gynecol 173 : 1410-1415, 1995.
17) Sthoeger ZM, et al : Anticardiolipin autoantibodies in serum samples andcryoglobulins of patients with chronic hepatitis C infection. Ann Rheum Dis 59 : 483-486, 2000.
18) Vaarala O, et al : Effective inhibition of cardiolipin-binding antibodies in gram-negative infections by bacterial lipopolysaccharide. Scand J Immunol. 28 : 607-612, 1988.
19) Yodfat O, et al : The pathogenic role of anti-phsophadidyl serine antibodies : Active immunization with the antibodies leads to the induction of antiphospholipid syndrome. Clin Immunol Immnopathol 78 : 14-20, 1996.

VIII. aPL の血栓症発症機序

　aCL 陽性者にしばしば合併する血栓症の機序に関しては，aCL による内皮などからのプラスミノゲンアクチベーター，トロンボモジュリン，プロスタサイクリン，プロテイン S/C，アンチトロンビンIIIなど抗血栓性因子の産生抑制，フォンウイルブラント因子，プラスミノゲンアクチベーターインヒビター，組織因子など血栓形成性因子の産生増強，あるいは血小板活性化などいろいろな説があるが，いまだ不明のままである．

1. 内皮との関連

　aPL が内皮と反応して，内皮の機能を阻害し血栓症をもたらす可能性がまず考えられる．

　当初，aPL が培養内皮のプロスタサイクリン産生を抑制し，これが aPL 陽性者に血栓症をもたらす原因であるとの Carreras らのグループの報告が注目を浴びた．しかし多くの研究者の追試にもかかわらず，彼らの報告を必ずしも確認することができずに終わっている．

　この原因の一つとして，各研究者間の実験システムが大きく異なったため，同様の成績を再現できなかったとも考えられる．

　その後も多くの研究成果が報告されたが，それらをまとめると，aPL が内皮と作用する結果，内皮由来の von Willebrand 因子，plasminogen activator inhibitor-1 (PAI-1)，tissue factor (TF) などの凝固因子の産生が増加し，また plasminogen activator などの線溶因子の産生抑制が生じ，これら因子が易血栓状態を招き，血栓症をもたらすとする報告が多い．

　Kawakami らの検討では，内皮障害を反映するとされる thrombomodulin (TM) の血中濃度が全身性エリテマトーデス患者で高いが，その後の報告では，

特にaPL陽性者においてこれが顕著であり，これはaPL陽性者では内皮障害が生じている証左の一つと推察した．

aPLが内皮に反応すること，しかもaCLと同様β_2-GPI依存性であることをDelPaPaら，Meroniらのグループが報告しているが，内皮抗体の血栓症への関与を推察した論文は注目に値する．

もっともintactな内皮表面には，aPLが結合できるような陰性荷電を有するリン脂質は露出しておらず，またβ_2-GPIが反応する場もない．抗血栓作用のある内皮ヘパラン硫酸に反応する可能性もあるが，aPLの内皮への反応に内皮の障害が必要であることは，推察に難くない．

しかし彼らは，β_2-GPIの各ドメインのmutantを使用した実験で，β_2-GPIが第Ⅴドメインのリン脂質結合部位を介して内皮に反応することを確認した．しかもこの結合に，少なくとも内皮上のヘパラン硫酸が関与していることを示唆する所見も得ている．

Shibataらも抗リン脂質抗体陽性患者血清は，内皮のproteoglycan/heparinに対する抗体活性を有し，これがトロンビン/アンチトロンビンⅢ形成を阻止して，血栓形成傾向をもたらすと推察している．

したがって，内皮上の構成成分そのもの，あるいは内皮に結合したβ_2-GPIを認識して抗リン脂質抗体（抗β_2-GPI抗体）が反応し，血栓形成への一つのtriggerとなる可能性があろう．

さらにDel Papaらは，β_2-GPI依存性に反応する抗β_2-GPI抗体は，内皮に反応しEselectin，ICAM-1，VCAM-1などのadhesion moleculesあるいはInterleukin-6, 6-keto-prostaglandin F 1 α などを活性化することを確認，抗β_2-GPI抗体が内皮を刺激して血栓形成に関与する可能性を示した．

Simantovらは，抗リン脂質抗体により内皮が活性化するが，この活性化内皮に単球の粘着が増加することを見いだし，血栓症の誘導に単球からのTFの関与を示唆している．

またTonquezeらも抗リン脂質抗体陽性患者血清を使用して，β_2-GPI依存性にこれら血清の40％前後がβ_2-GPI依存性に反応することを確認，同様これが血栓症に関連する抗体であると報告している．

Georgeらは，1人の抗リン脂質抗体患者からIgM型モノクロナール抗体を4種類（ILA-1, 2, 3, 4）作製し，興味ある検討結果を報告している．

すなわち，ILA 2, 3, 4はγ線照射したプレートに吸着（固相化）したβ_2-

glycoprotein Ⅰに反応したが，ILA 1は非照射プレートに吸着した$β_2$-glyco-protein Ⅰのみに反応した．またILA 1のみが液相の$β_2$-glycoprotein Ⅰにより吸収された．

またILA 1, 3のみがU 937細胞を内皮に吸着する作用を示し，また内皮にadhesion moleculesを誘導した．しかもこれらの抗体で免疫したときのみ，妊娠BALB/cマウスに胎児死亡，血小板減少症，ループスアンチコアグラント誘導などが見られたという．

このように同一患者から得られた抗$β_2$-GPⅠ抗体であっても，内皮に対する反応や病態への影響が異なり，aPLが血栓症におよぼす影響について一律には語れないと言うことであろう．

Matsudaら（1997）はヒト臍帯静脈内皮とヒト肺ガン細胞（A 549-8）とのhybridma cell line（EAhy 926）（Dr Edgellからの提供）を使用して，aCLあるいはLAの内皮への反応性を検討した．

その結果aPL陽性SLEでは30%の陽性率であったが，予想に反しaPL陰性であったSLEでも46%が陽性を示した．しかもフォルマリン固定内皮，およびTNF-$α$刺激して内皮表面を変化させた，あるいは$β_2$-GPⅠを添加したEAhy 926内皮に対する陽性率の変化はほとんどなかった．さらに内皮抗体陽性で，$β_2$-GPⅠ依存性aCLあるいは後に述べる抗プロトロンビン抗体陽性血清のIgG分画を，それぞれカルジオリピン/$β_2$-GPⅠリポゾームあるいはフォスファチジルセリン/プロトロンビンリポゾームで吸収した．これを対象に改めて内皮抗体を検索したが，吸収前後でのOD値には変化は無かった．

以上より，Matsudaらが検出したのは，Del PapaやMeroniらが証明したような抗体ではなく，恐らくは内皮表面の常時露出している構造蛋白をエピトープとする内皮抗体であると推察される．またaPL（抗$β_2$-GPⅠ抗体）と内皮抗体とは，一部交叉反応する可能性はあるが，異なる抗体であると考えられる．

aPLと血栓症との関連をapoptosisの機序で説明を試みる論文もある．

Nakamuraら（1994）は，5人のSLE患者から得たLA活性を有するモノクロナール抗体，あるいはLA陽性の6人のSLE血漿が，培養臍帯内皮細胞にapoptosisをもたらすことを証明した．抗アネキシン抗体（IgG）にも同様な活性があり，またLA活性を有する患者由来の抗体はアネキシンとも反応することから，このapoptosisは，アネキシンを介して反応した抗体によって生じると推察した．

その後の実験で（Nakamura, 1998），このapoptosisをもたらす抗体は，リン脂質では吸収されないLA陽性分画に存在し，しかもこの活性はアネキシンで吸収されることを確認した．

この結果から彼らは，LAが内皮表面上の抗血栓作用のあるアネキシンに反応して，apoptosisをもたらし，このapoptosisを生じた内皮が血栓性に機能してLA陽性者に血栓症を生じる原因となると考えた．

aPLではなく，リポポリサッカライドなどで前処理した内皮細胞を時間を追って観察すると，内皮表面にフォスファチジルセリンを表出するのみならず，組織因子(tissue factor)の著明な増加と共に，tissue factor pathway inhibitor (TFPI), heparan sulfate, thrombomodulinなどの抗血栓性因子が量のみならず，機能的にも著明に減少することがわかった（Bombeliら）．

さらにapoptosisを生じた内皮は血漿のトロンビン形成をも著明に増加したことより，apoptosisを生じた内皮はprocoagulant活性を獲得して，易血栓状態をもたらす作用があることを推察している．

フォスファチジルセリンが内皮表面に増加するという所見は，aPLが内皮に反応しやすい状態をももたらし，aPL陽性者で血栓が生じやすい説明にもなろう．

いずれにせよ，aPLあるいは内皮抗体が内皮に対して何らかの作用をおよぼし，その結果血栓を生じるであろうことは想像に難くないが，その際まずどのような機序にせよ内皮の障害が生じることが前提となろう．

しかしこれらの血栓症への関与の有無に関しては今後の検討課題である．

2．血小板との関連

antiphospholipid antibody syndrome（APAS）では血小板減少症がみられることより，aPLが血小板と反応して特発性血小板減少性紫斑病などと類似の機作により血小板の減少がもたらされると推察される（Nojimaら，Chechterら，Visvarathanら）．

しかしrestの状態の血小板膜表面には，aPLが反応できるリン脂質は表出していない．よって活性化した血小板がinside-outの状態となった，あるいはアポトーシス（apoptosis, プログラム死）の状態にある血小板表面に，はじめて

フォスファチジルセリンなどが具現してaPLが反応することになるが，この状態が常にaPL陽性患者で生じているかは疑問である．

しかもaPLが反応する抗原は，aCLに関してはi) β_2-GPIそのもの，ii) β_2-GPIとリン脂質とが結合して新しく形成されるエピトープ，あるいはiii) リン脂質と結合して構造変化した β_2-GPI いずれかと考えられていることから，いずれにせよ β_2-GPI の血小板への反応がまず必要になる．

Arviuexらは，モノクロナール抗 β_2-GPI抗体が β_2-GPI依存性に血小板に結合し，最少量の血小板活性化剤で前もって刺激しておいた血小板を凝集することを報告している．

もっとも，aPL，あるいは抗 β_2-GPI抗体が血小板を刺激して凝集することに関しては，これまで肯定的なものから，否定的なものまで多くの論文がでており，今もって一致した意見が無いのが実状といえる．

しかし流血中で β_2-GPI と aPL が血小板に結合する可能性は非常に少ないと考えられる．実際，血小板減少 aPL 陽性者の血小板から aPL を回収する実験は失敗に終わっていることからも肯定できよう．よって何らかの組織がこれらが相互に反応する場として必要となるが，その可能性のある，また血栓形成を説明するに格好の候補は内皮であろう．

内皮が何らかの原因により障害を受けると，TFとともにリン脂質が露出，これに β_2-GPI が結合し，また血小板が粘着，活性化して血小板自らもリン脂質を供給する．この場に aPL が反応することにより，さらに内皮の障害をもたらし，血小板や凝固線溶系のアンバランスによって血栓形成へと向かう可能性があろう．血小板減少はこのエピソードの反映と推察される．

aPL が血小板の thromboxane A_2 産生を増強するとの Lellouche ら，Martinuzzo らの報告，あるいは aPL 陽性者の尿中で，thromboxan の代謝産物が増加しているという Robbins らの報告もあり，これも aPL による血小板活性化説を支持する所見であろう．

なお両性リン脂質であるフォスファチジルエタノラミン/キニノーゲン複合体に対する抗体が，血小板減少症，あるいは抗リン脂質抗体陰性者での血栓形成に関与していると推察する説もある．特に血小板には rest の状態でも膜の内外にフォスファチジルエタノラミンが存在するのでその可能性が高いが，今後解明すべき点であろう．

3. 単球，凝固因子との関連

　aPLが流血中の単球の組織因子（tissue factor, TF）活性を増強するとの報告がある．

　TFは血液凝固開始に最も重要な役割を果たす因子であるが，通常の状態であれば流血中の単球などには出現していない．しかし，各種炎症因子や自己抗体，免疫複合体などの刺激により，TFが単球や内皮上に出現し，凝固経路を活性化することが知られる．

　IgG型抗aPLもこのTFを誘導する因子ならびに血栓症の原因因子として重要であることが，Cuadradoらによって報告されている．

　またGinsbergらは，臨床的血栓症のないaPL陽性患者において，トロンビン産生が亢進していることを見いだした．これはaPLの刺激を受けた単球が産生するTFの凝固経路の活性化によると推察している．

　抗β_2-GPI抗体をaCLの本体とみなした場合，血栓形成との関連の上で，次のような興味ある報告がある．

　すなわちOostingら（1992）およびMatsudaら（1993-a）は，抗β_2-GPI抗体が，LA様活性を有することを見いだした．

　モノクロナール，あるいはポリクロナール抗β_2-GPI抗体は，正常血漿の活性化部分トロンボプラスチン時間（activated partial thromboplastin time, aPTT），あるいはカオリン凝固時間，dRVVTを濃度依存性に延長したが，β_2-GPI除去血漿では抗β_2-GPI抗体添加の影響はなかった．改めて，このβ_2-GPI除去血漿に精製β_2-GPIを補給した後抗β_2-GPI抗体を添加すると，aPTTが延長することから，抗β_2-GPI抗体のLA様活性はβ_2-GPI依存性があることが判明した．

　もっともin vitroでではあってもaPTTを延長するという所見は，むしろ抗血栓性に働く作用を示唆するので，aCL陽性者で見られる血栓形成傾向の説明には苦しい．

　aPL陽性患者では，凝固系因子が増加し，線溶系因子が減少傾向を示すが，さらにトロンビン/アンチトロンビンIII複合体（thrombin antithrombin III complex, TAT）やF1+2などのモレキュラーマーカの上昇が見られることから，aPL陽性者では一般に過凝固状態にあるといえる．

　Pierangeliら（1996）のマウスの大腿静脈を使用した実験成績も，aCLの血

栓症関与を支持しよう．すなわち彼らはマウスに APS 患者 IgG を注射して血栓形成の有無を観察したが，あらかじめ内皮に障害を与えて aCL を投与した場合，血栓形成が著明かつ長時間にわたることを確認し，血管障害などプラスアルファ因子要求性に aCL が血栓症の原因因子であると推察した．

さらに検討結果を踏まえて興味ある成績を Field らが報告している．彼女らは IgG LA の存在下で，プロトロンビンのリン脂質に対する結合が増強され，その結果トロンビン形成が増加して，LA 陽性者では易血栓性がもたらされると仮定して検討を行った．

プロトロンビン，カルシウム，活性化第V因子，活性化第X因子および LA をリン脂質吸着毛細管の中で混和，一定流速で流してトロンビン形成を測定した．その結果，血栓症の既往のある LA 陽性患者 4/6 例において，最初の 15 分の内に，コントロールに比し 100％以上にも及ぶトロンビン形成の増加が見られ，彼女らの仮定が裏付けられた．

リン脂質を吸着した毛細管は，傷害された内皮と仮定すれば，LA が血栓をもたらす機序のモデル説明の一つとなろう．

しかし一方では Pierangeli ら(1997)は，LA がプロトロンビン複合体によるプロトロンビンの活性化を阻止するとの検討結果を報告している．この説はどちらかといえば，in vitro において，LA が aPTT などの凝固時間を延長する機作を説明するには好都合ではあるが，LA が血栓をもたらす機序の説明としては矛盾を感じる．

4．線溶因子との関連

aCL は β_2-GP I に，また LA はプロトロンビンに対する抗体であることがほぼ確認されたが，さらに aPL は抗血栓性を発揮する線溶因子に対する抗体活性を有する可能性が示唆されている．

β_2-GP I は抗血小板作用，内因系凝固因子活性抑制作用などを有するが，aCL が β_2-GP I に反応してこの作用阻止するために血栓を生じる可能性が考えられている．しかし，先天的な β_2-GP I 欠損家系で必ずしも血栓症の発症頻度は高くないので，全てを説明することは不可能である．

LA がプロトロンビン活性を阻止すれば，むしろ血栓形成は抑制されること

になるので，LA陽性者での易血栓形成性の説明は困難であるが，以下の考え方も成り立つ．

すなわち何らかの原因により，細胞や組織にフォスファチジルセリンが露出し，これにプロトロンビンが結合するとともにLAが反応する．強力な抗血栓作用を有する活性化PC/PSあるいはアンチトロンビンIII（antithrombin III, AT III）などはリン脂質依存性に強力な抗血栓性を発揮する因子であるが，LAとリン脂質への反応を競合する結果，これら因子の活性化が阻害され，易血栓性が生じる可能性があろう．

直接PC, PS, AT III, TMあるいはannexin V（ANX-V）などに対する抗体活性を有するリン脂質が存在すると仮定すれば，血栓形成傾向をさらに助長することになる．

現にRandらは抗リン脂質抗体症候群の妊婦の胎盤膜上のANX-Vが減少していることを見いだし，よって抗リン脂質抗体は生理的抗血栓性を有するANX-Vの活性を阻害し，流産などをもたらすと推察している．

Matsudaらも，習慣流産や妊娠中毒症の患者を対象に検討したところ，これら患者に抗ANX-V抗体を見いだしているが，これに関してはaPL関連抗体の章を参照されたい．

またaPL（抗β_2-GP I抗体）が第XII因子依存性線溶系を阻止するとの報告をSchousboer & Rasmussenらが行った．

第XII因子は陰性荷電を有するリン脂質上で自己活性化したのち，プレカリクレインを活性化する．さらに生じるカリクレインはプロウロキナーゼをウロキナーゼに変換するが，これがプラスミノゲンを活性化するという一連の経路が知られる．

よって，抗β_2-GP I抗体が第XII因子を阻止する場合，この一連の線溶系の反応経路がストップして，最終的に血栓形成をもたらす可能性があろう．

さらに一部のaPLではあるが，抗プロテインC（protein C, PC）/プロテインS（protein S, PS）抗体活性を有するために，aPL陽性者でPC/PSの低下，欠損症が合併することもあり，これらが相まって血栓症をもたらすと推察される．

特にPC/PS系の量的異常のみならず，質的機能の阻害，つまりaPLが1) トロンビン/TMによるPCの活性化を阻止する，2) 活性化第V因子（V a, F V a）および活性化第VIII因子（VIII a, F VIII a）のPC/PS系によるdegradationを阻

害することが，aPL陽性者で血栓症が多発する説明の一つとして説得力があり，現にこの説を支持する報告がいくつかある．

まずMarciniak & Romondは，15例のLA陽性患者の血漿では，活性化第V因子の不活化が低下していることを見いだした．

またMaliaらはaCLがプロテインSの存在下で，活性化第V因子（FVa）のdegradationを抑制することを見いだした．

さらにはOostingらは，活性化第V因子の不活化を阻止する抗体は，リン脂質に結合したプロテインCおよびプロテインSであることを確認し，よってaCLは活性化プロテインC/S系の機能を阻止，過凝固状態を招来し，血栓症をもたらすと推察している．

Matsudaら（1995）もMaliaらの変法を用いて，抗β_2-GPI抗体がFVaのdegradationにおよぼす影響を検討したところ，同様にFVaのdegradationを抑制することを確認した．

すなわち活性化PC/PSと，aCLの本質と推察される精製抗β_2-GPI抗体とを含む溶液中に，FVaを添加して1，3，5分後に溶液を回収した．これをFV欠乏血漿と混和して，一段法によるFV凝固時間を測定した．もしPC/PSの機能が正常で有れば，添加したFVaは不活化されて回収した溶液中には残存せず，凝固時間は著明に延長（FVaの不活化率は亢進）するはずである．しかし抗β_2-GPI抗体を添加した場合，β_2-GPI共存下で，その濃度依存性にFVaの不活化率は低下し，最高60%阻止された．

aCLすなわち抗β_2-GPI抗体は，恐らくはプロテインCもしくはプロテインSの機能を抑制する抗体で，これが血栓症の発症機序の一つと考えられる．現にOostingら（1993）はELISAを使用して，aCLがプロテインC/Sと反応することを確認，本抗体が抗プロテインC/S抗体であることを報告している．

またAtsumiらもモノクローナルaCLとβ_2-GPIを使用してprotein S/C4b-bindingprotein(C4BP)におよぼす影響を検討した結果，β_2-GPIはprotein SとC4BPの結合を，protein SのC4BP結合部位で阻止した．モノクローナルaCLは，リン脂質存在下，カルシウム非依存性にβ_2-GPIのこの作用を阻害することを確認した．この所見は，aCL陽性患者でしばしば見られる血中total protein S濃度とfree protein S濃度との解離を説明する上で，格好のモデルといえよう．

一方，aCLは，β_2-GPIとカルジオリピンとが存在する場合のみ，カルシウ

ム依存性にprotein Sと結合することをも見いだした．

　以上の成績は，protein SがaCLのターゲットの一つと考えられ，aCL陽性患者で見られるfree protein S欠損症の機序を示唆する所見といえ，この機序により血栓症がもたらされるものと推察している．

　さらにモノクロナール抗体を使用して，aCLが活性化protein C活性を阻害するprocoagulant作用，ならびにトロンビン生成を阻害するanticoagulant作用を有することを見いだしたが，この作用を発揮するにはβ_2-GP Iが反応系に不可欠であることを報告したIekoらの興味ある論文もある．

　これら各研究者の報告からみて，aPLは，恐らくはβ_2-GP I依存性にPC/PS系の機能を阻止して，aPL陽性者の血栓症の原因になる可能性を示唆するが，いうまでもなくaPL陽性患者に生じる血栓症の全ての病因をこれで説明することはできず，さらに複雑かつ複数の因子が関与していると考えられる．

　なおANXはlipocortin, thrombospondin, placental anticoagulant protein Iなどとも呼ばれる抗血栓性を有する生理的蛋白で，とりわけ胎盤に豊富に存在するので，妊娠を維持する胎盤循環にきわめて重要であることが推察される．Matsudaらは習慣流産の既往を有する婦人の多くに抗ANX抗体を証明したが，不妊症の疾患マーカーになる可能性がある．

　そのほかに酸化低比重リポ蛋白（oxidized low density lipoprotein, LDL）などが抗リン脂質抗体のターゲット抗原の候補としてあがっている．

　このように見てくると，aPLが血栓をもたらす機序は恐らくは単一ではなく，凝固線溶系，血小板系，内皮系が相互に関連していると考えられるが，そのtrigger因子の存在がもっとも重要であろう．

　というのは，aPLが陽性であってもすべての患者で血栓症でないからで，患者体内での"ビッグバン"の関与が推察されるのである．それはSLEなどの活動性の増悪や感染症であったり，妊娠や出産あるいは手術であったり患者個々により異なろう．

　さらには，β_2-GP Iには抗凝固作用，あるいは抗血小板作用があることが知られるが，抗β_2-GP I抗体が直接この作用を阻止するために血栓が生じるとも考えられる．

　確かにdisseminated intravascular coagulation（DIC）患者で，β_2-GP Iが減少するが（Matsudaら，1993-b），遺伝性のβ_2-GP I低下，欠損症患者家系調査では血栓の発症頻度には健常人とまったく有意差はないとの検討事実，あ

るいは aCL 陽性者では一般に血中 β_2-GPI 濃度が増加傾向にあることから見て，抗 β_2-GPI 抗体と β_2-GPI との作用には直接的な連関は低いようである．

文　献

1) Arvieux J, et al : Platelet activating properties of murrine monoclonal antibodies to β_2-Glycoprotein I. Thromb Haemost 70 : 336-341, 1993.
2) Atsumi T, et al : Effect of β_2-glycoprotein I and human monoclonal anticardiolipin antibody on the protein S/C 4 b-binding protein system. Lupus 6 : 358-364, 1996.
3) Bombeli T, et al : Apoptotic vascular endothelial cells become procoagulant. Blood 89 : 2429-2442, 1997.
4) Carreras LO & Maclouf J : Antiphospholipid antibodies and eicosanoids. Lupus 3 : 271-3, 1994.
5) Carreras LO & Vermylen JG : "Lupus" anticoagulant and thrombosis--possible role of inhibition of prostacyclin formation. Thromb Haemost 48 : 38-40, 1982.
6) Cuadrado MJ, et al : Thrombosis in primary antiphospholipid syndrome : a pivotal role for monocyte tissue factor expression. Arthritis Rheum 40 : 834-841, 1997.
7) Del Papa N, et al : Endothelial cells as target for antiphospholipid antibodies. Arthritis Rheum 40 : 551-561, 1997.
8) Del Papa N, et al : β_2-glycoprotein I binds to endothelial cells through a cluster of lysine that are critical for anionic phospholipid binding and offers epitopes for anti-β_2-glycoprotein I antibodies. J Immunol 160 : 5572-5578, 1998.
9) Field SL, et al : Recent insights into antiphospholipid antibody-mediated thrombosis. Bailliere's Clin Haematol 12 : 407-422, 1999.
10) Field SL, et al : Lupus anticoagulants form immune complexes with prothrombin and phospholipid that can augment thrombin produciton in flow. Blood 94 : 3421-3431, 1999.
11) Ginsberg JS, et al : Increased thrombin generation and activity in patients with systemic lupus erythematosus and anticardiolipin antibodie : evidence for a prothrombotic state. Blood 81 : 2958-2963, 1993.
12) George J, et al : Differential effect of anti-β_2-glycoprotein I antibodies on endothelial cells and on the manifestations of experimental antiphopholipid syndrome. Circulation 97 : 900-906, 1998.
13) Greaves M : Antiphospholipid antibodies and thrombosis. Lancet. 17 ; 353 :

1348-1353, 1999. (総説)
14) Kawakami M, et al : Plasma thrombomodulin and alpha 2-plasmin inhibitor-plasmin complex are elevated in active systemic lupus erythematosus. J Rheumatol 19 : 1704 9, 1992.
15) Ieko M, et al : β_2-glycoprotein I is necessary to inhibit protein C activity by monoclonal anticardiolipin antibodies. Arthritis Rheum 42 : 167-174, 1999.
16) Lellouche F, et al : Imbalance of thromboxane/prostacyclin biosynthesis in patients with lupus anticoagulant. Blod 78 : 2894-2899, 1991.
17) Malia RG, et al : Inhibition of activated protein C and its cofactor protein S by antiphospholipid antibodies. Br J Haematol 76 : 101-7, 1990.
18) Marciniak E & Romond EH : Impaired catalytic function of activated protein A : a new in vitro manifestation of lupus anticoagulant. Blood 74 : 2426-2432, 1989.
19) Martinuzzo ME, et al : Antiphospholipid antibodies enhance thrombin induced platelet activation and thromboxane formation. Thromb Haemost 70 : 667-671, 1993.
20) Matsuda J, et al : Anticoagulant activity of anti-β_2-glycoprotein I antibody is dependent on the presence of β_2-glycoprotein I, Am J Hematol 44 : 187-191, 1993-a.
21) Matsuda J, et al : Low β_2-glycoprotein I levels in patients with disseminated intravascular coagulation. Am J Hematol 42 : 234-235, 1993-b.
22) Matsuda J, et al : Inhibitory activity of anti-β_2-glycoprotein I antibody on factor vadegradation by activated-protein c and its cofactor proteins. am J Hematol 49 : 89-91, 1995
23) Matsuda J, et al : Anti-endothelial cell antibodies to the endothelial hybridoma cell line (Eahy) in systemic lupus erhthematosus patients with antiphospholipid antibodies. Brit J Haematol 97 : 227-232, 1997.
24) Meroni PL, et al : β_2-glycoprotein I as a cofactor'for anti-phospholipid reactivity with endothelial cells. Lupus 7 : s 45, 1998.
25) Nakamura N, et al : Lupus anticoagulant autoantibody induces apoptosis in umbilical vein endothelial cells : Involvement of annexin V. Biochm BiopysRes Commun 205 : 1488-1493, 1994.
26) Nakamura N, et al : Localization of the apoptosis-inducing activity of lupus anticoagulant in an annexin v-binding antibody subset. J Clin Invest 101 : 1951-1959, 1998.
27) Nojima J, et al : Platelet activation induced by combined effects of anticar-

diolipin and lupus anticoagulant IgG antibodies in patients with systemic lupus erythematosus-possible association with thrombotic and thrombocytopenic complications. Thromb Haemost 81 : 436-41, 1999.
28) Oosting JD, et al : Antiphospholipid antibodies directed against a combination of phospholipids with prothrombin, protein C, or protein S : an explanation for their pathogenic mechanism? Blood 1993 81 : 2618-2625, 1993.
29) Oosting JD, et al : Lupus anticoagulant activity is frequently dependent on the presence of β_2-glycoprotein I. Thromb Haemost 67 : 499-502, 1992.
30) Pierangeli SS, Harris EN : In vivo models of thrombosis for the antiphospholipid syndrome. Lupus 1996 5 : 451-5, 1996.
31) Pierangeli SS, et al : Antiphospholipid antibody : functinal specificity for inhibition of prothrombin activation by the prothrombinase complex. Br J Haematol 97 : 768-774, 1997.
32) Rand JH, et al : Reduction of annexin-V (placental anticoagulant protein-I) on placental villi of women with antiphospholipid antibodies and reccurent spontaneous abortion. Am J Obstet Gynecol 171 : 1566-1572, 1994.
33) Robbins DL, Leung S, Miller-Blair DJ, Ziboh V : Effect of anticardiolipin/β_2-glycoprotein I complexes on production of thromboxane A_2 by platelets from patients with the antiphospholipid syndrome. J Rheumatol 25 : 51-56, 1998.
34) Roubey RAS : Mechanisms of autoantibody-mediated thrombosis. Lupus 7 : S 114-119, 1999.
35) Schousboe I, Rasmussen MS : Synchronized inhibition of the phospholipid-mediated atuoactivation of factor XII in plasma by β_2-Glycoprotein I and anti-β_2-Glycoprotein I. Thromb Haemost 73 : 798-804, 1995.
36) Shibata S, et al : Autoantibodies to heparin from patients with antiphospholipid antibody syndrome inhibit formation of antithrombin III thrombin complexes. Blood 83 : 2532-2540, 1994.
37) Simantov R, et al : Activation of cultured vascular endothelial cells by antiphospholipid antibodies. J Clin Invest 96 : 2211-2219, 1995.
38) Le Tonqueze M, et al : Role of β_2-glycoprotein I in the antiphospholipidantibody binding to endothelial cells. Lupus 4 ; 179-186, 1995.
39) Shechter YT, et al : Platelet activation in patients with antiphospholipid syndrome. Blood Coagul Fibrinolysis 9 : 653-657, 1998.
40) Visvanathan S & McNeil HP : Cellular immunity to β_2-glycoprotein-1 in-patients with the antiphospholipid syndrome. Immunol 162 : 6919-6925, 1999.

IX. 抗リン脂質抗体陽性者の治療

　aPL の陽性率は，報告者や検査法によって大きく異なるが，全身性エリテマトーデス患者では約 20〜30％ に検出される．

　しかも 2〜6％ 前後の健常人でも陽性となるので，日常臨床で，aPL が陽性と判明した患者の治療をどうするかが大きな問題となるが，一定した見解がない．

　その最大の理由は，たとえ aPL が陽性であっても，必ずしもすべての患者に血栓症などの合併症は生じないからである．

　しかも，aPL の抗体価が高いから合併症の頻度が必ずしも高いとも限らず，低い症例にも合併することがある．もっともこれに対して反論する論文もあり，aPL 抗体価と血栓症発症との連関が，とりわけ高齢者において見られたという．

　aPL が陽性であった場合，どの種の aPL が血栓症発症の危険性が高いかを知ることが可能であれば，その抗体が陽性の患者に対して，治療をすればよい．たとえばループスアンチコアグラント (LA) 陽性者は，抗カルジオリピン抗体 (aCL) 陽性者に比べて，血栓症の合併頻度が高いとする報告がある．また一方では，同じ aCL であっても，β_2-glycoprotein I (β_2-GP I) 依存性 aCL，あるいは抗 β_2-GP I 抗体陽性者が，β_2-GP I 非依存性 aCL 陽性者よりも合併症の頻度が高いと考える研究者もいる．

　また同じ LA であっても，KCT で検出された LA よりも，dRVVT で検出された LA の方がより血栓症をもたらす確率が高い，と主張するものもいる．

　しかし，これに異議を唱える研究者もいて，一定した見解があるわけでなく，必ずしも日常臨床ではこれらの所見全てが臨床所見と一致するわけではない．

　さらには，aPL 以外にプラス α の血栓症をもたらす危険因子が生じて，初めて血栓症が生じる可能性も考えられる．

　たとえば妊娠，出産，他の合併症の活動性，感染症，エストロゲン製剤や副腎皮質ステロイド剤などの各種薬剤，手術，あるいは，肥満，高脂血症，動脈

硬化，糖尿病，血圧異常，血液粘度，あるいは飲酒や喫煙など，多くの因子も寄与するであろうことは，想像に難くない．

このことは，たとえばピルの服用を禁止し，禁煙させ，食生活を通じて体重のコントロールを認識させ，水分を多く摂取させるなど，aPL 陽性患者に対する日常の生活指導も，aPL に関連する合併症を極力回避するために非常に重要となる（Petri）．

したがって，aPL 陽性者の治療の開始時期や治療法に関しては，現在のところ広く認められた一定した見解やメニューはなく，各医療施設の取り決めや主治医の裁量で行われているのが実状である．

抗リン脂質抗体症候群の合併症の中では，特に各臓器の動静脈血栓症と習慣流早産が，反復する頻度も高いので，比較的臨床的に重要かつ重篤な合併症といる．

興味あることに，aPL 陽性者で血栓症が動脈に生じた場合，再発する血栓症は 100％が動脈血栓症であったという．また静脈血栓症既往者での静脈血栓症再発率は 94％で，動脈血栓症と同様に再発率が高い傾向にある．

また若年で血栓症，特に心筋梗塞や脳血栓症を発症した患者を調べてみると，高率に aPL 陽性者が多い傾向にある．よって，aPL は若年者での血栓症のリスクファクターであることは間違いない．

したがって，これらを踏まえた場合，aPL 陽性者を治療する場合の原則として，以下のことがあげられよう．

1. aPL 陽性者全てに血栓症の予防的治療をする必要はない．
2. 既往に動静脈血栓症や習慣流早産がある場合は，原則的に治療をする．
3. 既往歴がなくとも，総合的に判断して血栓症などの発症リスクが高いと判断した場合は，予防的治療をする．
4. 血栓症をもたらすリスクの高い手術時

たとえば，aPL 陽性患者が妊娠した場合，あるいは aPL 陽性の各種疾患患者で，血栓症発症に密接に関連すると言われるリポプロテイン (a) [lipoprotein (a), Lp(a)] が高値であったり，プロトロンビンフラグメント 1+2（F 1+2），D ダイマー，FDP，組織因子など血液凝固因子活性化を示唆する所見や，血小板数が著明に増加している場合などである．aCL の抗体価が著明に高い場合や，LA の延長が著明な場合，aCL, LA 両者とも陽性，あるいは血栓症などの家族歴なども治療の是非を決定する際に参考になろう．

治療の主体は，抗血栓療法であるが，aPLの抗体価を下げる目的で副腎皮質ステロイド剤や免疫抑制剤などを投与することには，賛否両論がある．

積極的に大量の抗凝固療法を実施した患者で，逆に出血の危険性が高まることも念頭に置かなくてはならない．またアスピリンやワルファリンなどの投与は，消化管粘膜からの慢性の潜出血をもたらし，潜在性の貧血の原因にもなろう．

アスピリンによる胃潰瘍などの発症も危惧される．喘息の誘発にも気を付けなくてはならないし，小児であればライ症候群などの重篤な合併症の原因にもなりうる．

このような点をも十分に考慮し投与のメリットがデメリットをはるかに上回ると考えられた場合，予防的治療，ないしは治療を行うことになる．

現在使用されている抗リン脂質抗体症候群治療薬，特に血栓症発症予防投与薬は，アスピリンを中心とする抗血小板剤があり，血栓を生じた場合やより強力に抗血栓療法を実施する目的には，ヘパリンやワルファリンの使用が一般的である．

静脈血栓症にはヘパリンやワルファリンが，また動脈血栓症には抗血小板剤であるアスピリンやチクロピジンが特に有効とされる．

しかしいずれの薬剤でも効果の大小はあっても，いずれも動静脈血栓症の予防あるいは治療に有効であるので，患者に応じた選択をすべきであろう．

治療をどうするか，最も悩む場合が血小板減少症をともなう抗リン脂質抗体症候群患者である．

あるグループの報告によると，アスピリン投与により，恐らくは血栓形成で消耗されていた血小板が増加したというが（Alarcon Segovia），実際の臨床でこのような経験をすることはさほど多くはない．

既往歴や現症から判断して抗血栓療法が必要であるが，血小板が$2〜3$万$/\mu$前後の患者に対しては，まず副腎皮質ステロイド薬，あるいは可能で有れば静注用ガンマグロブリン製剤を投与して，血小板数を5万$/\mu l$以上に保った上で，細心の注意のもとで抗血栓療法を開始すべきであろう（Petri）．

抗リン脂質抗体症候群の血小板減少症に対する脾摘は，通常適応とはならない．インジウム標識血小板を使用する肝・脾造影上，脾臓のみの取り込みが高い場合のみ，試みてもよいかもしれない．

aPL陽性患者の手術の際は，あとで述べる低分子ヘパリンを投与するのが安

全と言えるが，術前までワルファリンを投与後，手術した例や，全く抗血栓療法を実施せずに合併症無く無事手術を終了した例などが報告されており，個々の例において検討する必要があろう．

とりわけ，LA 陽性，あるいは抗プロトロンビン抗体陽性者では，時に低プロトロンビン血症が存在することがあり，この場合は血栓症でなく，出血傾向に留意しなければならない．

1．アスピリン

血小板のシクロオキシゲナーゼ活性や PGG_2/H_2 合成酵素を非可逆的にアセチル化して血小板凝集能を抑制し，その結果血小板が惹起する血栓症を予防，ないしは治療するが，特に予防が主体である．

その効果は服用後 1〜2 時間で生じ，その血小板凝集抑制効果は非可逆的で，しかも流血中の血小板が寿命がつき完全に入れ替わるまで持続するので，血小板凝集能の快復までには数日を要する．

よって，血小板凝集が血栓の主たる原因となる動脈血栓症の予防，治療に応用される．

一昔前までは，1 日グラム単位のアスピリンが必要とされ投与されていた．しかし消化管出血などの副作用と共に，次のような問題点も指摘されていた．

すなわち内皮細胞膜リン脂質からは血小板と同じ酵素群によって，プロスタサイクリンが産生される．これは血小板活性化抑制，血管拡張作用を発揮するが，血小板膜リン脂質から産生されるトロンボキサン A_2（TXA_2）の作用と拮抗する．

よって，アスピリンを大量投与すると，プロスタサイクリンの産生が阻害されて内皮細胞の抗血栓能が低下することになり，矛盾が生じることになった．これをアスピリンジレンマと呼ぶ．

その後の検討により，アスピリン少量投与によっても，内皮細胞機能を損なわずに血小板機能を抑制できることがわかった．したがって現在では 0.1〜0.5 グラム/日前後の投与量を選択することが一般的で，多くはバファリン（81 mg を 1 日 1 回 81 mg〜324 mg）あるいはバイアスピリン（100 mg を 1 日 1 回 100 mg〜300 mg）服用することが多い．

もっとも米国などでの小規模な抗リン脂質抗体症候群患者を対象にしたstudyによれば，少量のアスピリンは血栓症予防には有効ではなかったとの報告もある一方で，有効とするレポートもあることは念頭に置くべきであろう．

さらに最近血小板が凝集する新しい機序が解明され，アスピリン投与の有効性に揺らぎが生じている．

血小板の凝集には，活性化した血小板膜蛋白質のGP II b/III aと血漿中のフォンウイルブラント因子（vWF）とフィブリノゲンの関与が必要である．

従来は，血小板が凝集する際，内皮障害その他により生じたコラゲンその他の血小板刺激物質の関与と，フィブリノゲンの架橋とが重要であると考えられていた．

しかし最近では，このような刺激物質が存在しなくとも，血管狭窄部位などで生じる早い血流による"ずり応力"のみによっても，血小板同士が凝集することがわかってきた（Ikeda Y, et al）．

この際重要な役割を果たすのが，vWFで，活性化した血小板GP II b/III aに反応して架橋し，凝集をもたらすという．

しかもこのような機序で生じる血小板凝集に対する抑制効果は，アスピリンにはほとんどないらしい．

このようなずり応力による血小板凝集が生じるのは動脈系の血管内であるので，aPL陽性者に対する今後のアスピリン投与の有効性の見直しが必要になるかもしれない．

アスピリン投与中に，鼻出血，皮内，皮下，筋肉内出血，消化管出血などや潜出血による貧血などが生じる危険性があるので，定期的に血液一般検査とともに便潜血反応，および必要に応じて上部あるいは下部消化管内視鏡検査などを検査するべきであろう．アスピリン投与効果をモニターするために，血小板凝集能などのチェックも有用であるが，凝集能の再現性は比較的悪いので，目安にする程度にとどめるべきであろう．

ちなみに，Wahlらは全身性エリテマトーデス患者を対象に検討した結果，aPLが陽性の全身性エリテマトーデスの動静脈血栓症予防にアスピリンが有意差をもって有効であったことを報告している．

2. その他の抗血小板剤

(1) チクロピジン（パナルジン）

本邦で最初に登場した，しかも現在でも処方量が最も多い抗血小板剤である．

血小板アデニルシクラーゼ活性を増強して細胞内サイクリック AMP (cAMP) 濃度を増加させて，血小板の凝集能を抑制する．

服用後最高の効果発現まで約 24 時間要することからみて，抗血小板効果を発揮する有効物質は本剤の体内での代謝産物と推察される．内皮のプロスタサイクリン産生には影響しない．効果の消失には数日を要する．

投与量は 200 mg～300 ng/日であるが，副作用として好中球減少症，胆汁鬱帯型肝障害とともに，最近血栓性血小板減少性紫斑病（thrombotic thrombocytopenic purpura, TTP）の事例が死亡例を含め 20 例以上報告された．

難病である TTP 治療の一つの選択肢として従来より本剤が応用されていたので，まさしくチクロピジンジレンマではある．

この副作用の発現機序は不明であるが，TTP の大多数は本剤投与後 15 日以後～35 日以内に発症しており，その後の発症頻度は少なくなっていることから，可能性の一つとして本剤に対するアレルギー機序が推察される．

(2) ジピリダモール（アンギナール，ペルサンチン）

本剤の血小板機能抑制機序は，必ずしも明確ではなく，ホスホジエステラーゼ活性阻害による細胞内 cAMP 増加作用，プロスタグランジン産生促進作用などが推察されている．

本剤投与によって，血管拡張作用とともに血小板機能抑制作用が生じる．その作用は弱く，必ずしも aPL 陽性者の血栓症予防投与に相応しい薬剤とはいえないが，副作用は少ない．

(3) シロスタゾール（プレタール）

ホスホジエステラーゼ活性阻害による細胞内 cAMP 増加作用とプロスタグランジン産生促進作用により血小板凝集抑制ならびに血管拡張作用を発揮する．

その作用は強力で，アスピリンあるいはチクロピジンと同等で，臨床的有用性が高い薬剤である．頭痛，のぼせ，動悸などの副作用が時にみられるが，少

量投与から開始するとよい，加齢と共にその発現頻度は低下する．

(4) プロスタグランジン製剤およびその誘導体

血小板膜のアデニルシクラーゼ活性を刺激して，細胞のcAMPを増加させ，血小板凝集抑制と血管拡張作用を発揮する．

静注用製剤が主体に使用されるが，最近その誘導体製剤である経口剤ベラプロストナトリウム（ドルナー，プロサイリン）が開発され，臨床応用され始めた．しかしその適応は慢性動脈閉塞症に伴う潰瘍，頭痛および冷感の改善であり，使用が制限される．

3．抗凝固療法

(1) ヘパリン

血液凝固過程では，血液凝固第XII，XI，X，IX，II因子が次々に活性化され，これによって生理的な範囲では止血し，あるいは過剰に活性化される場合には血栓が形成される．これらの活性型因子は，アンチトロンビンIII（antithrombin III，AT III）によって，次第に失活する．

AT IIIの作用は遅効性で，一見生体には好ましくないような印象を与えるが，生体防御のための血栓が適度に形成されるための制御上はむしろ有用であろう．

さてヘパリンは，それ単独では非常に弱い抗凝固作用しか示さない．しかし，AT IIIと複合体を形成すると，その遅効性抗凝固作用は転じて即効性抗凝固活性を発揮し，強い抗凝固作用を示すようになり，これを期待して臨床応用される．

ヘパリンは動物の腸粘膜や肺から抽出される硫酸化酸性多糖類で，従来は分子量 5,000～30,000 の多数の分子種を含む未分画ヘパリンを使用していた．

しかし未分画ヘパリンは，トロンビンを強く阻害するため，時にコントロール不能な出血傾向が出現して，臨床的に使用が困難な場合もしばしば経験した．しかもヘパリン起因性の血小板減少症も合併することがあった．

最近登場した分子量 5,000～7,000 の成分のみを含む低分子ヘパリンは，未分画ヘパリンに比し，トロンビンよりも活性型第X（X a）因子に強い阻害作用を

示し，また血小板減少症をもたらさないので，出血傾向の副作用が少ない画期的な製品である．

実際には，播種性血管内凝固（DIC）では，ダルテパリンナトリウム（フラグミン）を1日kg体重あたり75国際単位を24時間持続点滴投与するが，疾患や病状に合わせて適宜減量あるいは増量する．

1日量を1回皮下注射する方法も報告され，有効であると共に，患者の束縛もなく，また注射部位の疼痛も少ないので推奨されている（Bergqvist）．

抗リン脂質抗体症候群患者の手術の際は，患者の体重を計算した上で，術前ダルテパリンナトリウムを皮下注射したのち，あるいは術前から術中まで点滴静注し，その後は皮下注，または点滴静注で凝固検査でモニターしながら経過を観察すれば，大過なく手術が可能となる．

抗リン脂質抗体症候群でのAT IIIは，DICとは異なり減少することはまずないが，血中AT III活性が70％以下であるとヘパリンの効果が十分発揮されないので，念のため事前に検査しておくとよい．

ヘパリンの投与量は，活性化部分トロンボプラスチン時間でモニターし，正常の2〜3倍に延長するよう調節する．

このため，AT IIIが減少している場合は，AT III製剤（アンスロビンP，ノイアート）を1,500単位/日を補充する．

出血傾向が出現しても，ヘパリンの半減期は60分前後であるので，ヘパリン投与を中止するだけでコントロールできる．しかし緊急の場合は，プロタミン硫酸塩を投与（10分以上かけて静注）してヘパリンを中和する（ヘパリン1,000単位あたり10〜15 mg）．

4．ワルファリンカリウム

ワルファリンは，腐ったスイートクローバーから出血誘発物質として単離された，ジクマロールの誘導体である．

本剤はビタミンK依存性凝固関連因子（II，VII，IX，X因子およびプロテインC，S）の生合成を阻害して，抗凝固作用を発揮する．

これらの凝固関連因子は，肝細胞のリポゾームで，凝固因子として活性を持たない前駆体である protein induced by vitamin K absence （PIVKA）までに

生合成される．

　これがさらにミクロゾーム中でカルボキシラーゼと還元型ビタミンKとによって，PIVKAのN末端に近い10個ほどのグルタミン酸残基がγグルタミン酸残基に変換して，活性のある凝固因子が生成される．

　このようにγグルタミン酸残基はビタミンK依存性凝固因子の活性発現には必須の分子内ドメインであるが，ビタミンKと類似構造を有するワルファリンは，拮抗的にこの凝固因子生成過程を阻害して，これら因子の活性を阻害し，抗凝固活性を発揮する．

　ワルファリンを服用すると，生体内半減期の短い順に凝固因子が減少する．プロテインC, VII因子が最も早く, IX, X因子がこれに次ぎ，プロトロンビン（II）が最も遅い．

　服用後24時間以内にその抗凝固活性が出現し，3～4日で最高となる．

　急を要する各種血栓症では，通常組織プラスミノゲンアクチベーターによる血栓溶解療法やヘパリンによる治療を行い，ヘパリンを併用しながらその後ワルファリンへスイッチする．

　具体的には，ワルファリンを初日10 mg，その後5 mgを連日投与して，ヘパリンを漸減しつつ治療域へと到達する．

　血栓症の予防的治療など急を要しない場合は，5 mg単独で投与を開始し，連日投与を継続して数日かけて治療域へもっていく．

　治療のモニタリングはプロトロンビン時間あるいはトロンボテストを指標としておこなうが，最近ではプロトロンビン時間が多用されるようになっている．プロトロンビン時間で15～20％，トロンボテストで5～15％とするのが一般的である．

　しかしプロトロンビン時間に使用するトロンボプラスチン試薬は製造会社により精製度や感度などが異なり，とりわけヒト由来の鋭敏な試薬と，ウサギ由来の感度の低い製品がある（次に述べるISIに換算して1.0～3.0ほどの差がある）．よって，同じ検体であっても，使用する試薬によりプロトロンビン時間の成績が大きく異なる可能性があり，一律この値で治療域をモニターすることは，危険であることが判明した．

　この反省のもと，使用するトロンボプラスチン試薬の感受性を国際標準品に対してInternational Sensitivity Index（ISI）にて補正し，プロトロンビン時間の成績をInternational Normalized Ratio（INR）で表現する方法がWHO

によって提唱された．

よって現在では，ワルファリン投与の治療域はINRで表示し，INRを2.0〜3.0（人工弁置換者や心筋梗塞の再発予防の場合は2.5〜3.5）の間でコントロールすることが推奨されている．

しかし日本人ではINRが3.0以上になると，出血傾向が出現して危険になるので，注意が必要である．1.7〜2.5あたりでコントロールするのが適切であろう．

なおトロンボテストの測定試薬のISIはほぼ1.0なので，補正は必要ないが，第V因子，フィブリノゲンの低下をチェックできない難点を有する．

もっとも，使用するリン脂質によってはLA検出感度が非常に異なり，これを反映してワルファリンの治療効果を過大評価して，投与量が不十分になる危険性をArnoutらが警鐘している．

したがって，正確なINRを算出するためには，むしろLA検出には感度の低いリン脂質を選択して検査する必要があろう．

ワルファリンの作用を増強する薬剤には，蛋白同化ホルモン，非ステロイド性抗炎症薬（non-steroidal antiinflammatory drug, NSAID），甲状腺製剤，抗生物質，制癌剤などがある．

しかし抗菌剤でも，N-メチルテトラゾールチアール基やメチルチアジアゾールチオール基はワルファリン同様ビタミンK還元酵素を阻害し，ビタミン欠乏による出血傾向をさらに助長するので，併用薬には十分留意が必要である．

またワルファリンは胎盤を通過するので，母親が妊娠初期（6〜9週）にワルファリンを服用していた場合，新生児の25%前後にワルファリン症候群（fetal warfarin syndrome, fetal embryopathy）が生じる．

鼻骨低形成，指の低形成，骨端の点状軟骨異栄養症などの奇形が見られるが，これは骨のビタミンK依存性蛋白（オステオカルシンとマトリックスGla蛋白）の産生が障害されるために生じると考えられている．

よって，ワルファリンはaPL陽性患者が妊娠した場合の血栓予防薬として使用することは禁忌である．

なお出血があっても軽度であればワルファリンを減量ないしは中止すればよいが，消化管出血など重篤な副作用が生じた場合は，ビタミンK 15〜10 mgを皮下注射すれば12時間以内にプロトロンビン時間は正常化する．さらに緊急処置を要する場合は，新鮮凍結血漿を症状に応じて10単位前後投与するとよい．

またビタミンKを含む葉緑野菜，納豆，海草，タバコなどを大量に摂取するとワルファリンの効果が低下するので，患者にはこの点を十分説明しておかなければならない．

なおウロキナーゼ，ストレプトキナーゼ，組織型プラスミノゲンアクチベータなどを使用して，既に形成された血栓溶解療法を積極的に行う場合もあるが，ここでは省略する．

5．免疫学的治療

(1) 副腎皮質ステロイド剤，免疫抑制剤

患者に存在するaPL産生を抑制する目的で，副腎皮質ステロイド剤や免疫抑制剤を投与する場合があるが，研究者によって，その見解はまちまちである．

全身性エリテマトーデス患者の治療で，副腎皮質ステロイド剤を投与すると，一般的には抗核抗体や抗DNA抗体が減少すると共に，疾患の活動性が低下して，緩解にはいる．

しかし，aPL陽性者においては，副腎皮質ステロイド剤投与により，必ずしもaPLが減少，あるいは消失するとは限らない．

しかもaPL陽性妊婦に対する副腎皮質ステロイド剤の副作用が，母体および胎児に対して，現在および将来において，どのような影響をおよぼすかの明確なコントロールスタディはない．大量に投与すると，preeclampsiaの頻度が増加するとの報告もある(Petri)．ましてや免疫抑制剤の投与に関しては，ほとんどデータがない．

したがって，副腎皮質ステロイド剤などの投与は，その患者に対して，メリットがデメリットを大きく上回ることが推察されるときのみ実施すべきであろう．そのようなケースは実際の臨床で，さほど多いとは考えられない．

(2) 免疫グロブリン製剤

大量の静注用免疫グロブリン製剤をaPL陽性患者に有効である，との報告がある．とりわけ妊婦に投与すると，LAやaCLの活性が抑制されて，無事出産できるという論文が散見されるが，これに異論を唱えるものもある（Branchら）．大きなコントロールスタディが実施されていないので，結論は出ていな

表 9 抗リン脂質抗体症候群の分類（Bick R & Baker WF を一部改変）

Type Ⅰ：深部静脈血栓症（肺塞栓症の合併無し）
Type Ⅱ：冠動脈血栓症，表在動脈血栓症，大動脈血栓症
Type Ⅲ：網膜動脈血栓症，網膜静脈血栓症，脳血管血栓症，一過性脳虚血発作
Type Ⅳ：Type Ⅰ，Type Ⅱ，Type Ⅲの混合型（Type Ⅳはまれなタイプ）
Type Ⅴ：胎盤血栓症，習慣流・死産
Type Ⅵ：抗リン脂質抗体陽性だが臨床症状なし

表 10 抗リン脂質抗体症候群のタイプ別治療法（Bick R & Baker WF を一部改変）

Type Ⅰ：ヘパリン/低分子ヘパリン投与（発症時から長期にわたり）
Type Ⅱ：ヘパリン/低分子ヘパリン投与（発症時から長期にわたり）
Type Ⅲ
脳血管性：ヘパリン/低分子ヘパリン投与（発症時から長期にわたり）＋抗血小板療法
網膜病変：抗血小板療法，場合によってはヘパリン/低分子ヘパリン投与（長期にわたり）併用
Type Ⅳ：タイプにより上記より選択
Type Ⅴ：アスピリン（81 mg）妊娠前より1日1回，妊娠後12時間ごとに低分子ヘパリン（5000単位）
Type Ⅵ：無治療経過観察

い．

　どのような機序で効果を示すのかも全く不明で，製剤中の抗イディオタイプ抗体が何らかの関与をしている可能性がある．

　現時点では，抗血小板剤や抗血栓剤で無効である場合，試みてよい方法であろう．特発性血小板減少性紫斑病に準じて，0.5 g/kg を5日間投与する．

　しかし，本邦では大量の静注用免疫グロブリン製剤投与の保険適用は，特発性血小板減少性紫斑病，川崎病などに限られているので，本方法を実施する場合は，自費治療になる．詳細は Sherer らによる総説を参照されたい．

　なお Bick らは aPL 症候群を type Ⅰ～Ⅵに分類し（表9，10），各々の type 別の好ましい治療法を提案しているので参考までに示す．

6. 東洋医学的治療

　医療用漢方製剤が保険収載されていることもあり日常診療に多用されるようになっている．その適応範囲は感冒，リウマチ系疾患，消化管，肝臓疾患，泌尿器・腎疾患，精神神経系疾患，産婦人科系疾患をはじめ枚挙にいとまがないが，最近注目されつつある応用分野として，血液疾患，とりわけ凝固線溶系に関連した疾患群があげられる．

　東洋医学での究極の治療目的は"未病を防ぐ"，すなわち現代医学的には，"予防医学"にある．その目的を達成するためには，詳細は省くが，独特の診察技術から割り出した"証"，すなわち個々の病状を把握することがまず重要となる．

　たとえば腹部触診で右季肋部に所見があれば（胸脇苦満の腹証（図9），その他の所見を加味して小柴胡湯に代表される"柴胡剤"を含む各種の処方をする．しかも西洋医学とは異なり，治療により刻々と変化する証を適切にとらえて，その変化した証に合わせて他の処方をし，有効性を高めることが特徴といえる．

　この腹証は肝疾患や他の消化器疾患の"証"を見極めるために重要なだけではなく，婦人科疾患にもきわめて大切な診断技術となっている．

　たとえば右下腹部が緊張し，抵抗，圧痛があり便秘を伴う場合（小腹鞕満（しょうふくこうまん））は，大黄牡丹皮湯（だいおうぼたんぴとう）証と診断し，本剤を処方する．また左下腹部に圧痛，抵抗があり（小腹急結），便秘，のぼせがある場合は，桃核承気湯（とうかくじょうきとう）証として，これが処方される，というような案配である．

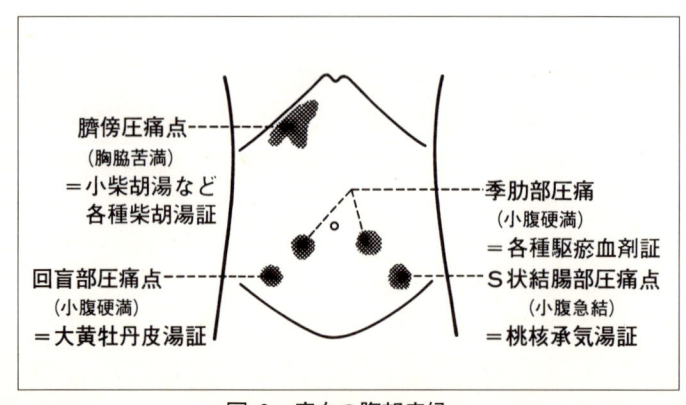

図 9　瘀血の腹部症候

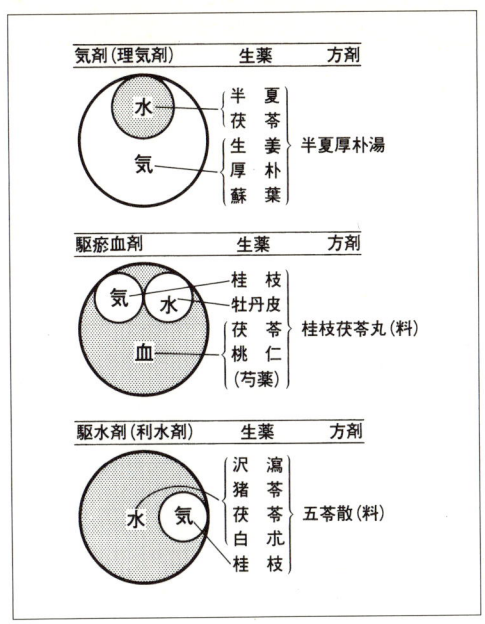

```
気剤(理気剤)    生薬      方剤
                 ┌半 夏
          ╱水╲   │茯 苓
         │    │  ├生 姜 ─ 半夏厚朴湯
         │ 気 │  │厚 朴
          ╲  ╱   └蘇 葉

駆瘀血剤       生薬      方剤
                 ┌桂 枝
         ╱気╲水 │牡丹皮
        │ 血  │ ├茯 苓 ─ 桂枝茯苓丸(料)
        │    │  │桃 仁
         ╲  ╱   └(芍薬)

駆水剤(利水剤)  生薬      方剤
                 ┌沢 瀉
         ╱   ╲   │猪 苓
        │水 気│  ├茯 苓 ─ 五苓散(料)
        │    │   │白 朮
         ╲  ╱    └桂 枝
```

図10　気血水と方証弁証

　これらの症状は"瘀血（おけつ）"という概念に一括できる。この瘀血の治療に使用される漢方剤を"駆瘀血剤"とよぶ。この考え方の基本は，東洋医学で言う"気・血・水（き・けつ・すい）"の世界にある（図10）。

　簡単に言えば，"気"とは，現代医学的には精神神経系，"血"は免疫・血液系，また"水"は，内分泌・代謝系を司るシステムと考えられ（私説），このいずれかが異常をきたすと，全体のバランスが崩れ，病が生じるのであろう．

　瘀血とは，このうち"血"の異常，とりわけ血管の鬱血，出血，動脈硬化，血栓などを反映した"証"と考えられる．したがってこれら病態に伴う症状，疾患に"駆瘀血剤"が適応すると推察され，これらの病態に抗リン脂質抗体症候群も含まれよう．

　たとえば当帰芍薬散（とうきしゃくやくさん）は月経困難症などの婦人薬としてよく知られた方剤であるが，保険適応が認められた効能の中にまさしく"習慣流産"があり，"駆瘀血剤"が抗リン脂質抗体症候群に応用可能であるとする筆者の推察を裏付けるものであろう．

　駆瘀血剤以外にも，脳溢血の適応を有する黄連解毒湯（おうれんげどくとう）

表 10 瘀血スコアー

	男性	女性
眼輪部の色素沈着	10 点	10 点
顔面の色素沈着	2	2
皮膚の甲錯	2	5
口唇の暗赤化	2	2
歯肉の暗赤化	10	5
舌の暗赤紫化	10	10
細　絡	5	5
皮下溢血	2	10
手掌紅斑	2	5
臍傍圧痛抵抗（左）	5	5
（右）	10	10
（正中）	5	5
回盲部圧痛・抵抗	5	2
Ｓ状部圧痛・抵抗	5	5
季肋部圧痛・抵抗	5	5
痔　疾	10	5
月経障害	―	10

※1　皮膚の荒れ，ざらつき，皸裂
※2　毛細血管の拡張，くも状血管腫など
判定基準
20 点≧　非瘀血病態
21 点≦　瘀血病態
40 点≦　重症の瘀血病態

表 11 虚証と実証の対比

	実　証	虚　証
体　力	充実	低下
体　格	よい，筋骨発達	悪い，筋骨薄弱
筋肉	緊張がよい	軟弱
音声	張りがある，大きい	力がない
腹部	緊張が強い，肋弓の角度が大きい	腹壁薄く，緊張が弱い肋弓の角度が小さい
その他	行動的，陽証の場合が多い	静か，疲れやすい，陰証の場合が多い

表 12　陰証と陽証の対比

	陽　証	陰　証
病　状	活動的，熱性，発揚的	静的，寒性，沈降性
症　状	顕著に現れる	現れにくい
顔　色	赤味がかっている	青白い
傷寒熱	熱証，実証の場合が多い	寒証，虚証の場合が多い

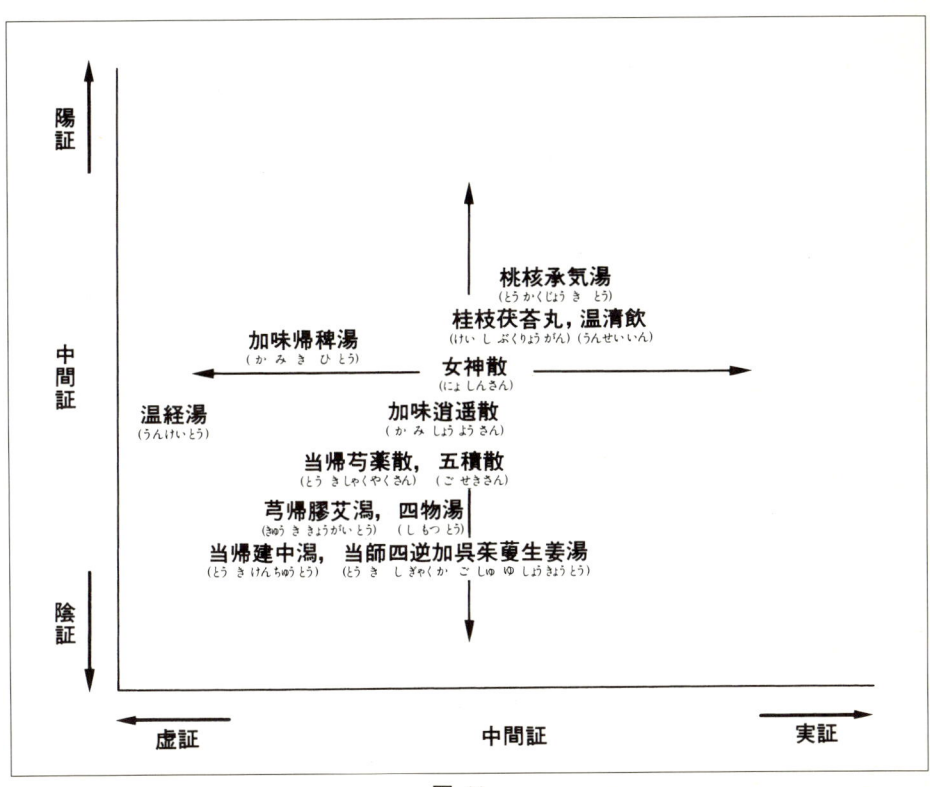

陽証　↑

中間証

陰証　↓

虚証　←　中間証　→　実証

桃核承気湯（とうかくじょうきとう）
桂枝茯苓丸（けいしぶくりょうがん），温清飲（うんせいいん）
加味帰脾湯（かみきひとう）
女神散（にょしんさん）
温経湯（うんけいとう）
加味逍遥散（かみしょうようさん）
当帰芍薬散（とうきしゃくやくさん），五積散（ごせきさん）
芎帰膠艾湯（きゅうききょうがいとう），四物湯（しもつとう）
当帰建中湯（とうきけんちゅうとう），当師四逆加呉茱萸生姜湯（とうきしぎゃくかごしゅゆしょうきょうとう）

図 11

をはじめ他の製剤にも同様の作用があることが推察される．

現に血小板凝集抑制作用，線溶亢進作用，内皮障害抑制作用など in vivo, in vitro での客観的実験成績や臨床的有用性に関する論文が多数出ていることもこれを支持しよう．

もちろん，漢方製剤が抗リン脂質抗体症候群の治療において有用性を発揮する場面は限られることは言うまでもなく，目の前で生じている血栓症に対しては治療効果は期待できない．

漢方製剤が威力を発揮するのは，抗リン脂質抗体が陽性ではあるが，血栓症や習慣流産などの既往がないという，大多数を占める患者の"未病"を防ぐという漢方本来の目的での使用であろう．

どのような患者に，どの方剤を使用するかは，いまだコンセンサスの得られた方法はないが，次に述べるような項目が参考になろう．

まず腹部触診などの"瘀血"証とともに表10を参考に他の瘀血の有無を診察し，患者の瘀血の有無を診断する．またさらに患者の"虚実"証（表11）および"陰陽"証（表12）を把握して，図11を参考に患者に応じた方剤を選択するとよい．

全身性エリテマトーデスをはじめとする抗リン脂質抗体陽性患者は，虚証かつ陰証に傾く傾向を示すか中間証にあることが多く，加味逍遥散（かみしようようさん）や当帰芍薬散などがまず使用しやすい処方といえる．

文　献

1) Alarcon-Segovia D, et al：Correction of thrombocytopenia with small dose aspirin in the primary antiphospholipid syndrome. J Rhematol 16：1359-1361, 1989.
2) Arnout J & Vermylen J：Lupus anticoagulant：Influence on the international normalized ratio. Thromb Haemost 81：847-849, 1999.
3) Bergqvist D, et al：Low molecular weight heparin given the evening before surgery compared with conventional low-dose heparin in prevention of thrombosis. Br J Surg. 75：888-891, 1988.
4) Bick R & Baken WF：Antiphospholipid syndrome and thrombosis semin Thromb Hemost 25：333-350, 1999.
5) Branch DW, et al：A multi center, placebo-controlled pilot study of intravenous immune globulin treatment of antiphospholipid syndrome during pregnancy. Am J Obstet Gynecol 182：122-127, 2000.

6) Ikeda Y, et al : Von Willebrand factor dependent shear-induced platelet aggregation : basic mechanisms and clinical implications. Ann N Y Acad Sci. 811 : 325-336, 1997.
7) McCrae KR : Antiphospholipid antibody associated thrombosis : a consensus for treatment? Lupus. 5 : 560-570, 1996.
8) Wahl DG, et al : Prophylactic antithrombotic therapy for patients with systemic lupus erythematosus with or without antiphospholipid antibodies. Arch Intern Med 160 : 2042 2048, 2000.
9) Petri M : Pathogenesis and treatment of the antiphospholipid antibody syndrome. Adv Rheumatol 81 : 151-177, 1997.
10) Sherer Y, et al : Intravenous immunoglobulin therapy of antiphospholipid syndrome. Rheumatol (Oxford). 39 : 421-426, 2000.

索引

〔A〕

アンチトロンビンIII　89,108
アンギナール　107
アポリポ蛋白H　1
アスピリン　10,104
アスピリンジレンマ　105
activated partial thromboplastin time　40
annexin　73
antiphospholipid-binding plasma proteins antibody　23
antiphospholipid-protein antibody　23
apoptosis　91,92

〔B〕

バファリン　105
バイアスピリン　105
ベラプロストナトリウム　108
ビタミンK依存性凝固関連因子　109
梅毒患者　81
梅毒血清反応　13
β_2-glycoprotein I　1,15
β_2-glycoprotein I の構造と機能　16
β_2-GPIの血中濃度　19
β_2-GPIの機能　18
B型肝炎　82
biological false positive　14

〔C〕

チクロピジン　10,104,107
チクロピジンジレンマ　107
catastrophic APS　5
C型肝炎　82
cofactor　15,41,44,72,77

〔D〕

ダルテパリンナトリウム　109
ドメイン　17,24
ドルナー　108
第Vドメイン　90
動静脈血栓症　13,23
動脈血栓症　104
DIC　5,19,98,109
diluted Russel's viper venom time　40
disseminated intravascular coagulation　98

〔E〕

ELISA　2,6,28
enzyme linked immunosorbent assay　2,28

〔F〕

フォスファチジルエタノラミン　85,93
フォスファチジルエタノラミンの構造　71

フォスファチジルコリン　46
フォスファチジルセリン　45
フラグミン　109
副腎皮質ステロイド剤　112
腹証　114
F1+2　94
Factor V Leiden　66
fetal embryopathy　111
fetal warfarin syndrome　111
fragment 1　46

〔G〕

グラム陰性菌　84
グラム陰性菌感染症　81
グラム陽性菌　84
合併症　3
合併症の発症機序　6
劇症型抗リン脂質抗体症候群　5,7
劇症型抗リン脂質抗体症候群の臨床症状　6
原発性抗リン脂質抗体症候群　5
凝固カスケード　53
凝固活性阻止因子　54
γ グルタミン酸残基　110
γ 線照射マイクロプレート　22

〔H〕

ヘパラン硫酸　90
ヘパリン　9,104,108,110
ヘパリン起因性血小板減少症　7,108
ヒトプロトロンビン　46
播種性血管内凝固症候群　5,7
蛇毒凝固時間　40
方証弁証　115
hexagonal（II）　85
Hexagonal（II）phase　70
HLA class II　86

〔I〕

インヒビター　54
インターフェロン治療　82
遺伝性血栓症　7
医療用漢方製剤　114
ICAM-1　90
INR　110
International Normalized Ratio　110
International Sensitivity Index　110
ISI　110

〔J〕

ジピリダモール　107
静注用ガンマグロブリン製剤　104
静脈血栓症　104

〔K〕

カオリン凝固時間　40,46
キニノーゲン　93
クリオグロブリン　82
確認検査　9
活性化部分トロンボプラスチン時間　40
活性化プロテインC抵抗性　66
血栓性血小板減少性紫斑病　5,7,107
血栓性疾患との鑑別　7
血小板凝集能　106
気血水　115
希釈蛇毒凝固時間　46
駆瘀血剤　115
国際標準法　30
抗アネキシン抗体　91
高分子キニノゲン　72
抗フォスファチジルセリン抗体　86
抗原エピトープ　24
抗カルジオリピン抗体検出　30

抗カルジオリピン抗体測定標準法 *31*
抗血小板剤 *104*
抗プロテインC抗体 *96*
抗プロテインS抗体 *96*
抗プロトロンビン抗体 *41,42,44,86*
抗リン脂質抗体検出法 *38*
抗リン脂質抗体症候群 *4*
抗リン脂質抗体症候群の治療 *9*
抗リン脂質抗体症候群の診断基準例 *3*
抗リン脂質抗体症候群の予備診断基準 *4*
酵素免疫測定法 *2,28*
kaolin clotting time *40*

〔L〕

lipid A *84*
lipocortin *98*
lipopolysaccharide *81,84*
lipoteichoic acid *84*
low density lipoprotein *74*

〔M〕

モレキュラーマーカ *94*
免疫複合体 *83*
免疫複合体検出法 *83*
免疫グロブリン製剤 *112*
免疫抑制剤 *112*
未病 *114*
未分画ヘパリン *108*

〔N〕

内皮抗体 *90,91*

〔O〕

瘀血 *114,115*

〔P〕

パナルジン *107*
ペルサンチン *107*
プラスミノゲンアクチベーター *89,110*
プレタール *107*
プロサイリン *108*
プロスタグランジン製剤 *108*
プロスタサイクリン *89,105*
プロタミン硫酸塩 *109*
プロテインC *75,89,97*
プロテインS *75,89,97*
プロトロンビン *1,46*
プロトロンビン時間 *110*
PAI-1 *89*
PIVKA *109*
placental anticoagulant protein I *98*
plasminogen activator inhibitor-1 *89*
prethrombin-1 *46*
primary APS *5*
protein induced by vitamin K absence *109*
protein S *47*
proteoglycan/heparin *90*

〔R〕

ループスアンチコアグラントのスクリーニングテスト *57*

〔S〕

シロスタゾール *10,107*
スクリーニング検査 *8*
スシドメイン *17,24*
スシドメイン構造 *16*
酸化低比重リポ蛋白 *98*

証　*114*
生物学的梅毒偽陽性反応　*14*
組織因子　*92*
Scientific and Standardization Committe　*54*
serological test for syphilis　*14*
SLE 自然発症マウス　*87*
SSC　*54*
systemic lupus erythematosus　*43*
systemic lupus erythematosus, SLE　*1*

〔**T**〕

トロンビン/アンチトロンビンIII複合体　*94*
トロンボキサン A_2　*105*
トロンボモジュリン　*47,89*
トロンボテスト　*110*
低分子ヘパリン　*104,108*
低分子キニノゲン　*72*
特発性血小板減少性紫斑病　*92*
thrombomodulin　*75,89*
thrombospondin　*98*
thromboxane A_2　*93*
tissue factor　*89,92*
tissue factor pathway inhibitor　*92*
Toreponema pallidum　*81*

TTP　*5*
type A-aCL　*2,25,42,48*
type B-aCL　*2,25,48*

〔**U**〕

ウシプロトロンビン　*46*

〔**V**〕

VCAM-1　*90*
von Willebrand 因子　*89*

〔**W**〕

ワルファリン　*9,104*
ワルファリン症候群　*111*
ワルファリン投与治療域　*111*

〔**Y**〕

ヤマサキット　*32*

〔**Z**〕

全身性エリテマトーデス　*1,43*
全身性エリテマトーデスの診断基準　*14*

© 2001　　　　　　　　　　　　　　第1版発行　2001年6月25日

抗リン脂質抗体症候群　　　　定価（本体 2,500円＋税）

|検印省略|

著　者　松　田　重　三
発行者　服　部　秀　夫
発行所　株式会社新興医学出版社
　　　　〒113-0033 東京都文京区本郷 6-26-8
　　　　　電　話　(03)(3816) 2 8 5 3

印刷　三報社印刷株式会社　　　ISBN4-88002-437-6　　　郵便振替　00120-8-191625

・本書および CD-ROM (Drill) 版の複製権・翻訳権・上映権・譲渡権・公衆送信権
（送信可能化権を含む）は株式会社新興医学出版社が所有します．
・JCLS ㈱日本著作出版権管理システム委託出版物
本書の無断複写は著作権法上での例外を除き禁じられています．複写される場
合は，その都度事前に㈱日本著作出版権管理システム（電話 03-3817-5670，
FAX 03-3815-8199）の許諾を得てください．